本当に怖いのは、第三の脂肪

秋津壽男

GENTOSHA

本当に怖いのは、第三の脂肪　目次

第1章 注目される第三の脂肪

第2章 脂肪の性質からわかる効果的なダイエット

第3章 知って防ぐ 三つの脂肪の弊害

第4章 食事のテクニック

第5章 これならできる、三つの脂肪を減らす運動法

第6章
脂肪をためないために スーパー町医者からの提言

装幀　石川直美
（カメガイデザインオフィス）
画　平のゆきこ
DTP　美創
協力　村田泰子
井手晃子

第1章

注目される第三の脂肪

脂肪は、さまざまな病気に繋がっている

人々が「飢餓」というものからほぼ解放されたのは、いつ頃でしょうか。それまでは、生きていくために自分や家族の食料を確保することが、人々のいちばん大きな関心事でした。よほど自然環境に恵まれた地域でない限り、毎日十分な食べ物を得ることは困難で、それでも人々はなんとか工夫して生き延びてきました。その間、人間の身体は多少の食料難に遭遇しても耐えられるような仕組みに進化してきました。食料のあるときにたくさん食べ、身体に脂肪として蓄えて、次の食料が得られるときまで、その**蓄積した脂肪を少しずつ消費し、飢餓に耐えていた**のです。

ところが、今では、いわゆる先進国では、望めば好きなものが好きなだけ食べられる状況になりました。しかもさまざまな食材が簡単に手に入り、食生活が豊かになってきました。そうなると、次に問題になってきたのが肥満です。あれだけ食料を得る

ために必死になっていた人間が、今度は食べすぎに注意しなくてはならなくなったのです。食料がなくても生き延びられるように進化した身体の仕組みが、反対に人間の身体を蝕《むしば》むようになってしまったのです。なんとも皮肉なことです。

肥満とは、食べすぎたものが脂肪として体内に「必要以上に」たまっている状態をいいます。この必要以上にたまった脂肪は、さまざまな病気を引き起こすことがわかってきました。「がん」「脳卒中」「心筋梗塞」は三大疾病と呼ばれ、日本人の死亡率が高い病気です。これに加えて、最近増えている「糖尿病」、これらはすべて脂肪が関係しています。つまり**必要以上にたまった脂肪は、健康へのリスクがとても大きい**といえるのです。

肥満の原因は、脂肪が身体に過剰につくことですが、これまで、この脂肪とは皮下脂肪のことを指していました。皮下脂肪とは、文字通り皮膚の下についたもので、「見てわかる、つまんでわかる」脂肪のことです。皮膚と筋肉の間についているので、

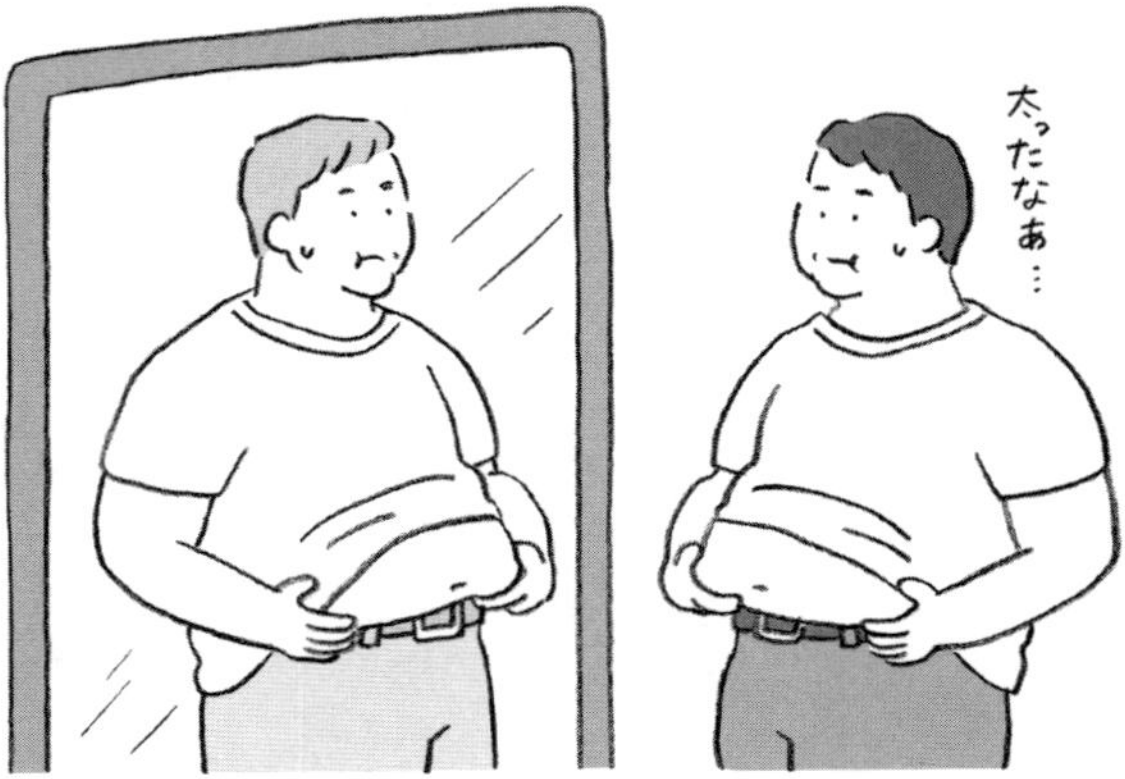

外見で確認できます。
鏡の前で最近太ったなあと、お腹の脂肪をつまんで確認することもできます。これまでは、こうして皮下脂肪がつまめるくらい太っている人のことを「肥満」といい、肥満だから成人病になりやすいといわれていました。「メタボリック症候群」という名称ができるまでは、この程度の認識が中心になっていました。

お腹の中の脂肪も健康に害を及ぼす

診断技術が進歩したことで、肥満には二つのタイプがあると考えられるようになりました。一つは腰まわりや太ももなどを中心に皮下脂肪が身体全体にたまる肥満症。もう一つはお腹がぽっこり出た体型の人で、腸のまわりに脂肪がついている内臓脂肪型肥満です。この**腸のまわりについた脂肪は、皮下脂肪と区別して、内臓脂肪といわれています**。

この内臓脂肪が多い人で「高血圧」「高血糖」「高脂血症」などの危険因子を二つ以上持っていると、動脈硬化のリスクが高くなり、心筋梗塞、脳梗塞などの命に関わる病気になりやすいこともわかってきました。

あまり太っておらず、見た目は肥満ではないのに、内臓脂肪がたまっている場合もあり、注意が必要です。

この内臓脂肪の健康へのリスクを多くの人にわかりやすくする目的で「メタボリック症候群」という言葉ができ、お腹まわりを計測することで、注意を喚起する検診が周知されるようになりました。

■肥満症の診断

ＢＭＩを計算します。
体重（kg）÷身長（m）÷身長（m）
この値が18・5以上25未満であれば普通体重、25以上が肥満。

■内臓脂肪型肥満症の診断

内臓脂肪面積が１００㎠以上のときに内臓脂肪型肥満と診断。
または、ウエストの周囲長を測り、
男性は85㎝以上、女性は90㎝以上の場合内臓脂肪型肥満と診断。

新たに見つかった、恐ろしい異所性脂肪

ところが、健康へのリスクがあるのは皮下脂肪、内蔵脂肪だけではありませんでした。新たな脂肪が見つかったのです。それが「第三の脂肪」です。

この第三の脂肪は、**本来つくはずのないところにつくもので、健康を維持するのに大切な働きをする臓器や筋肉についてしまう脂肪**です。そこで、皮下脂肪や内臓脂肪などの正所についた脂肪に対して、「異所性脂肪」「場違い脂肪」ともいわれています。

では、この第三の脂肪がなぜ注目されるようになったかというと、皮下脂肪や内臓脂肪は少なく肥満とは診断されなかった人でも、第三の脂肪が多くついている場合があり、その結果、心臓疾患などになる人がいることがわかったからです。

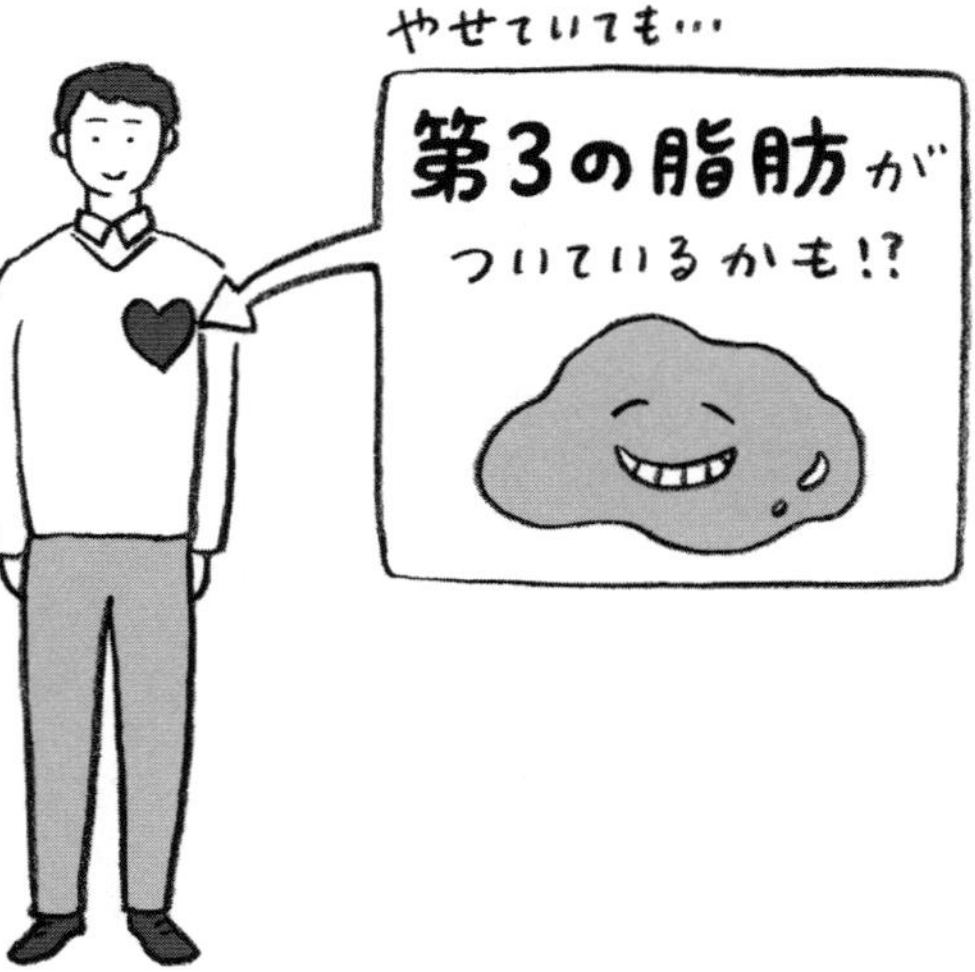

これまでは、見た目が太っている人には、食事に注意し、適度な運動をして脂肪を減らすようにと医師が指導し、本人も自覚していました。しかし、**第三の脂肪は、太っている人はもちろんのこと、痩せている人でもついている**場合があります。つまり、**痩せているからといって安心はできない**ということなのです。

簡単にわからないだけでなく、人間にとって大切な臓器につく第三の脂肪。本当に怖いのは、この第三の脂肪だったのです。

異所性脂肪は、松阪牛で考えると理解しやすい

太っていなくても第三の脂肪（異所性脂肪）がついていることがあるとお話ししましたが、一般的に肥満の人には必ずこの第三の脂肪がついています。しかし、具体的にどんな脂肪なのか、どういうふうについているのかイメージできないという人もいるでしょう。そこで私がいつも例に挙げるのが、松阪牛です。

松阪牛といえば、三重県松阪市で肥育された牛で、「肉の芸術品」の異名を持ち、日本だけでなく世界でも美味しいお肉として知られています。その美味しさの秘密は、肉の中に絶妙に入った霜降り＝サシと呼ばれる脂肪。これこそが筋肉に入った第三の脂肪そのものです。

松阪牛は、子牛のときから、運動をさせず、穀物などの飼料を与え、ビールを飲ま

せたり、脂肪を均一にするためにマッサージをしたりして育てられます。こうしてできた松阪牛の肉は、まさに舌でとろけるような美味しさになります。このなんともいえない味こそ、脂肪が筋肉内にきれいに入り、みごとな霜降りになっているから出せるものです。

実は、松阪牛が美味しいのは肉だけではありません。松阪牛は内臓も美味しいのです。「幻のホルモン」と呼ばれるこの内臓を使った料理は、肉とはまた違いますが絶品です。内臓はとれる量が少なく傷みが早いため、鮮度のよいものは地元松阪市内でしか食べられないといわれている貴重な味です。

これは、どういうことか、もうおわかりですね。肉が霜降りになっているということは、**内臓にも脂肪が蓄積されている**ということ。脂肪がたっぷり入った内臓だから、他のホルモンとは違い格段に美味しいわけです。

つまり松阪牛は筋肉だけでなく、内臓にももれなく第三の脂肪がついているということ。同じように、**人間も肥満の状態になると、筋肉や大切な臓器にも脂肪がたまっているの**です。

さらにもう一つ、わかりやすい例を挙げましょう。それは、フォアグラをとるために育てられるガチョウです。

フォアグラは誰でも知っている、世界三大珍味の一つ。つくり方は、ケージに閉じ込めたガチョウに、たくさんの餌《えさ》を与え、肝臓を肥大させるというものです。身体を動かせないような環境で、トウモロコシのような糖質の餌を大量に強制的に与えて育てます。そういった飼育を経て、いわゆる脂肪肝になったところを取り出します。トロリとした食感と味は、フランス料理になくてはならない素材として珍重されています。

このフォアグラをとった後のガチョウのむね肉は「マグレ・ド・カナール」と呼ばれ、脂ののった、しっとりした濃い味わいを活かして高級な料理に使われています。このマグレ・ド・カナールも第三の脂肪が筋肉にたまってできたものといえます。

これで第三の脂肪がイメージできたでしょうか。

筋肉・心臓・膵臓につく異所性脂肪

現在までに、人の身体の中で第三の脂肪が確認されているのは、筋肉、そして心臓と膵臓《すいぞう》です。それぞれの部位、臓器別にどういう形で第三の脂肪（異所性脂肪）がついており、健康にどのような害があるのかをお話ししましょう。

■筋肉

普通に太って皮下脂肪がついた状態と、筋肉に第三の脂肪がついた状態とを比較する場合、とんかつ用のロース肉と、Ａ５ランクの霜降り肉の違いを考えるとわかりやすいでしょう。ロース肉の周囲についた白い脂は、皮下脂肪です。一方、Ａ５ランクの霜降り肉にきれいに入っているサシが、筋肉についた第三の脂肪です。

別にサシが入っていても健康に問題がなければいいのですが、筋肉本来のパフォーマンスが悪くなるため、筋力が低下します。また、脂肪の影響で、**インシュリン感受性の低下を起こし糖尿病の原因**となります。

なぜ筋肉に脂肪が霜降りのようにたまるかというと、前にお話しした松阪牛と同じような生活をするからです。人も糖質の多いものをたくさん食べて、運動不足で過ごしていると、筋肉にも脂肪がつきます。

ただ、今も解明されていないのが「アスリート・パラドックス」というもので、5000m以上の**中・長距離の選手は、筋肉に意外に脂肪がたまっているのに、インシュリン感受性があまり低下しません。**

おそらくはマラソンなどの長距離を走る選手の生活というのは、人間として特殊な状況で、普通の人とは違う代謝のスイッチが入るのではないかと考えられています。

例えば、増田明美さん、高橋尚子さんなどのマラソン選手は、細身で皮下脂肪はほとんどなさそうに見えますが、42・195㎞を問題なく完走できる。彼女たちのようなアスリートは、**筋肉内にたまった脂肪をうまく燃やして走ることができる**「アスリート・スイッチ」が入る人なのではないかと考えられます。

このアスリート・スイッチについては、まだよくわかっておらず、研究もこれからです。もしアスリート・スイッチを入れる方法が見つかれば、筋肉に第三の脂肪がたまった人でも、脂肪をうまく燃やせる可能性が出てくるかもしれません。

■心臓

筋肉には平滑筋と横紋筋という2種類があり、他の内臓が平滑筋であるのに対して、心臓は腕などを動かす骨格筋と同じ横紋筋。心臓は内臓の一つなのに、腕と同じような筋肉でできています。腕の筋肉に脂肪がたまるということは、心臓の筋肉の中にも同じようにたまるということになります。

心臓への脂肪のたまり方には2種類あり、一つは心臓の筋肉そのものに霜降り状態になってたまるもの。もう一つは、心臓が入っている袋である心外膜の外側に黄色い袋状になってつくものです。

外についた脂肪は見た目では問題なさそうですが、心外膜の外側にたまるということは、その周辺の血管の壁にもたまりやすくなっています。また、心臓の筋肉が霜降り状態になっていると、太い血管だけでなく末梢の血管にも脂肪がついている可能性が高い。その結果、**血液の循環が悪くなり、心臓のパフォーマンスが落ちるだけでなく、狭心症が起きやすくなります**。

心臓にいったん脂肪がついてしまったら、もう絶対に落とせないかというと、そういうわけではありません。ただ、身体の他の部分は運動などをして動かすことで脂肪は消費されますが、心臓だけを動かしたり、トレーニングしたりすることはできないので、**心臓にたまった脂肪は落としにくい**といえます。

■膵臓

膵臓はアミラーゼ、リパーゼという消化酵素をつくって、体内に入ってきた脂肪を分解し消化します。そういう働きがある臓器なので、脂肪を摂っても膵臓、胆嚢《たんのう》がないと消化できません。そのため、胆嚢を摘出した人は、油ものを食べると下痢をしやすくなります。そういう人の便は、よく見ると便器にたまった水の上に油が浮かんでいることがあります。油が消化されず、そのまま出てしまうのです。

膵臓は健康な状態でも脂肪が多い組織であるため、中やまわりに第三の脂肪がたまりやすい特徴があります。そして脂肪がつくと、持っている消化酵素の作用が低下します。さらにもう一つ、インシュリンをつくるランゲルハンス島という部位は膵臓の中にあるので、インシュリンをつくる力が落ちるといわれています。

そのため**第三の脂肪がついてくると、インシュリンと消化酵素をきちんと分泌することができなくなります。**

さらにほとんどが脂肪で占められたような状態になると、ランゲルハンス島が圧迫されて、インシュリンの分泌機能が極端に低下します。こうして、膵臓からのインシュリン分泌量が落ちてしまうと、血糖値をうまくコントロールできなくなってしまうのです。

以上のように現在は、筋肉、心臓と膵臓について第三の脂肪の存在が明らかになっています。その他の臓器にも第三の脂肪がついているだろうといわれていますが、まだ研究の途中です。実際、腎臓のまわりにも脂肪がついている人が多く見られるのですが、どのような影響があるのかは未だわかっていません。

第三の脂肪は、最新の特殊な画像診断装置で発見できるようになってきたので、今後、他の臓器についても研究が進んでいくことでしょう。

なお、第三の脂肪は、ある臓器に最初について、次に他の臓器に順番についていくという経過をたどるわけではありません。**どの臓器にも、筋肉にも同じときに同じようにつき、すべてに均等に脂肪が蓄えられます。**このまま過食、運動不足の生活を続けていれば、さらに脂肪の蓄積が進行していきます。

逆にいえば、次に述べていく脂肪肝でなければ、他の臓器や筋肉に第三の脂肪がついている可能性は低くなります。心配な人はまず、肝臓のエコー検査を受けましょう。

脂肪肝は、まさにフォアグラ状態の肝臓

そもそも肝臓は脂肪を蓄える役目があるので、脂肪をためるのは正常な機能の範囲です。脂肪も適量であれば、グリコーゲンと一緒に蓄えられ、必要があれば使われるということを繰り返しています。けれども脂肪がたまりすぎると、本来は赤い臓器なのに、顕微鏡で見ると赤い細胞以外に白い丸い細胞があるのがわかります。これは脂の粒で、これが見えるようになると脂肪肝と診断されます。

さらに脂肪肝がどんどん進んでいくと黄色っぽい色になり、焼鳥店のメニューにある白キモという、フォアグラまではいかないけれど、脂ののった肝臓の状態になります。さらに最後にはフォアグラ（グラというのは灰色のこと）、つまり灰色の肝臓になっていきます。そうなるともう赤い部分はほとんどなくなり、バターのような脂肪

の塊で、肝臓本来の働きができなくなってしまいます。

ここまでくると黄疸《おうだん》などの症状が起き、肝障害と診断されます。一方で、身体は脂肪肝を解消しようと、脂肪の部分を潰して修復していこうとするのですが、それがうまくできないと結局、何年か後には肝硬変となります。

そして肝硬変になると今度は肝臓がんのリスクが高まり、最終的には肝臓がんになってしまうという、悪化の一途をたどります。**本来脂肪をためる性質を持つ肝臓ですが、ある程度以上たまると、病的な状態になっていく**ということです。


脂肪肝の大きな原因の一つはお酒を大量に飲むこと。アルコールというのはカロリーが少ないと思っている人もいますが、実際にはアルコールには熱量があり、アルコールだけでも身体を動かせるエネルギーをつくれます。しかも**アルコールは、肝臓で処理するときに脂肪に変わりやすい**ので、脂肪肝になりやすいのです。痩せているのに、お酒をたくさん飲むという理由だけで脂肪肝になっている人もいます。こういう人は、お酒を飲むのをやめるだけで、脂肪肝が治ることもあります。

しかし、お酒をあまり飲んでいないのに肝臓に脂肪がたまってしまう非アルコール性の脂肪肝もあります。この非アルコール性の脂肪肝の人も、重い肝臓の病気に移行してしまうことがあります。

お酒をほとんど飲まないのに脂肪肝になる人の中には、肥満、高血圧、脂質異常などの生活習慣病を併発している人が多くいます。これこそが、第三の脂肪が肝臓についた例です。**食生活で脂肪を摂りすぎ、運動をしないので代謝されずたまっていき、脂肪肝になってしまった**のです。こういう人は食事や運動で治療していくのですが、なかなか成果が出ません。

肝臓の脂肪というのは従来の画像診断装置でもわかるので、第三の脂肪が見つかる前から「脂肪肝」は病気として存在していました。しかし、他の臓器にも脂肪がたまっていることが判明し、**脂肪肝も第三の脂肪**に入れてもよいということになってきています。ただ、第三の脂肪はまだ研究の途中でもあり、この先、第三の脂肪の中で筋肉と脂肪肝は病気における意味が違うから、分けようという流れになるかもしれません。

糖尿病の薬は、肥満の人にも効果がある

糖尿病では、食事療法や運動療法の他にも有効な治療法が少しずつ見つかっており、その一つは薬を服用することです。

現在は、糖尿病治療薬「アクトス」という薬が有効であるとされており、糖尿病の患者さんには保険適用内で処方ができますので、糖尿病を併発している人には、私の病院でも服用してもらっています。その後の経過でもそれなりに効果も出ており、これからも糖尿病を併発している患者さんには処方していくことになるでしょう。

この糖尿病を併発している脂肪肝の患者さんに出した糖尿病の薬が、今のところ脂肪肝に最も効果があるとされており、さまざまな研究で試用して確認されています。この薬が厚生労働省に認可されれば、**第三の脂肪（異所性脂肪）の治療薬として処方**

される可能性は十分にあります。

もちろん、薬を飲まないで治せるに越したことはないので、まずは体重を減らす努力をすることが第一です。

体重が減ったのに、なかなか第三の脂肪だけが減らないとなったときに、薬をすすめることになるでしょう。

ただ、大部分の人は、体重を減らせば皮下脂肪も内臓脂肪も第三の脂肪も並行して減っていくはずです。太っている人は、第三の脂肪の有無にかかわらず、単に太っているだけで健康へのリスクが大であると肝に銘じておきましょう。

肥満ではない人でも異所性脂肪がつく

肥満の人は皮下脂肪、内臓脂肪はもちろん、必ず第三の脂肪（異所性脂肪）がついているとお話ししました。では、太っていなければ第三の脂肪なんて心配しなくていいのかというと、そうはいかないのが人間の身体の不思議で難解なところです。

「この人は身体のどこにも大した脂肪はついていないだろう」と医師が思い、本人も確信していても、特殊な画像診断装置ができたことにより、重要な臓器に脂肪がしっかりついている人を見つけることができるようになりました。

幼少時に痩せていてもともと脂肪細胞が少ないのか、もしくは遺伝的なものなのか、原因はわからないのですが、**皮下脂肪や内臓脂肪をためるスペースの小さい人は、太っていなくても第三の脂肪がかなりついている場合があります。**このケースが最も注意すべきで、自分には関係ないと高《たか》をくくっていると大変なことになってしまいます。

座り仕事の人は寿命が短くなる

ときどき、この第三の脂肪（異所性脂肪）はどこまでならたまっていても大丈夫なのか、と聞かれることがあるのですが、内臓脂肪や皮下脂肪のように明確な基準はまだありません。なぜなら、第三の脂肪はまだ測る方法ができたばかりだからです。ようやく特殊な画像診断装置で数値化できるようになってきましたが、時間もお金もかかるため、まだ健康診断のように気軽なレベルで測れるような状況ではありません。きちんとした基準値はまだないので、もし第三の脂肪が見つかったら、気をつけた方がよいとしかいえないのが現状です。

ただ、何度もいいますが、肥満の人は必ず第三の脂肪もついているので、脂肪が体中につきすぎていることを、より自覚してください。**最も問題なのは、脂肪肝もなく、標準体重で太ってもいないのに、重要な臓器に脂肪がたまっている人**です。

座っている時間が長いと寿命が短くなる!

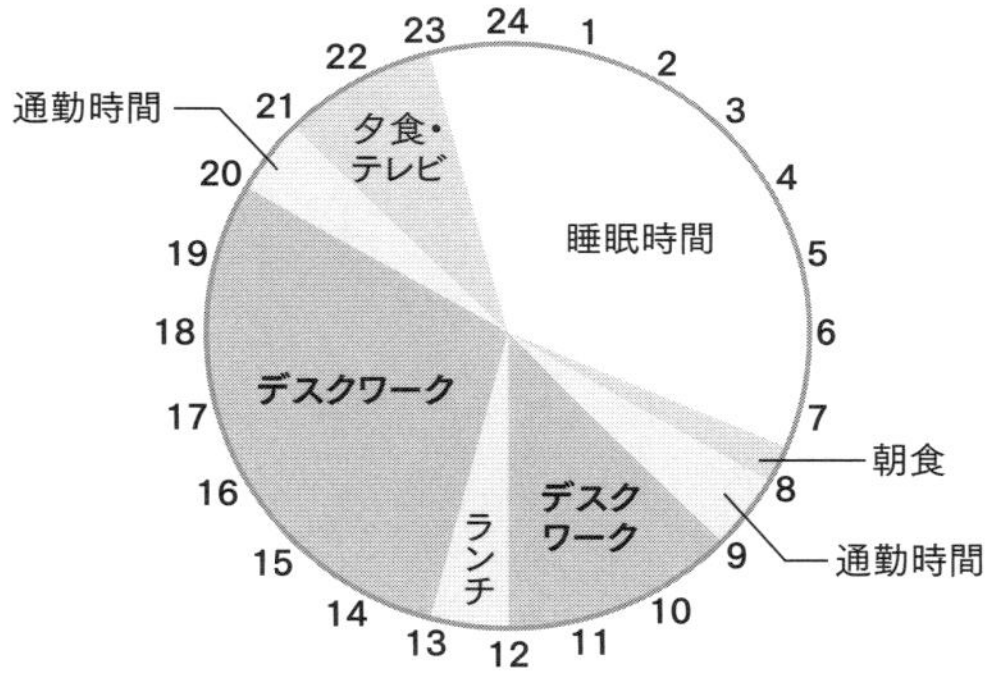

痩せていても脂肪肝があったり、他の臓器に第三の脂肪があったりする人は、今、特に健康に問題がなくても、食生活と生活習慣を改めた方がいいでしょう。痩せている人もちゃんと定期的に身体を動かしたり、何か運動をしたりしましょう。人は「一日の中で座っている時間が長い」だけでも寿命が短くなるといわれているのです。

脂肪は、血液によって全身に運ばれる

食事で過剰に摂りすぎた脂肪を、臓器や筋肉など体内に運んでいくのは何でしょう。それは血液です。身体中に張り巡らされた血管を使って、血液は過剰となった脂肪をためることが可能な場所があれば、それこそどこにでも運んでいくのです。血液が流れるところならば脂肪は流れていくのです。

そもそも脂肪の蓄積は、飢餓に備えてのものなので、食べられなくても身体を動かす必要があるときは、その脂肪を使って動かす、ということを繰り返して種を存続させてきました。ということは、**食べるよりも、使うという需要の方が大きければ、身体のいろいろなところにたまった脂肪はどんどん使われる**のです。

血液が循環している場所ならば、そこは脂肪を運んでいってためられる場所であり、たまった脂肪をまた使える場所でもあるのです。

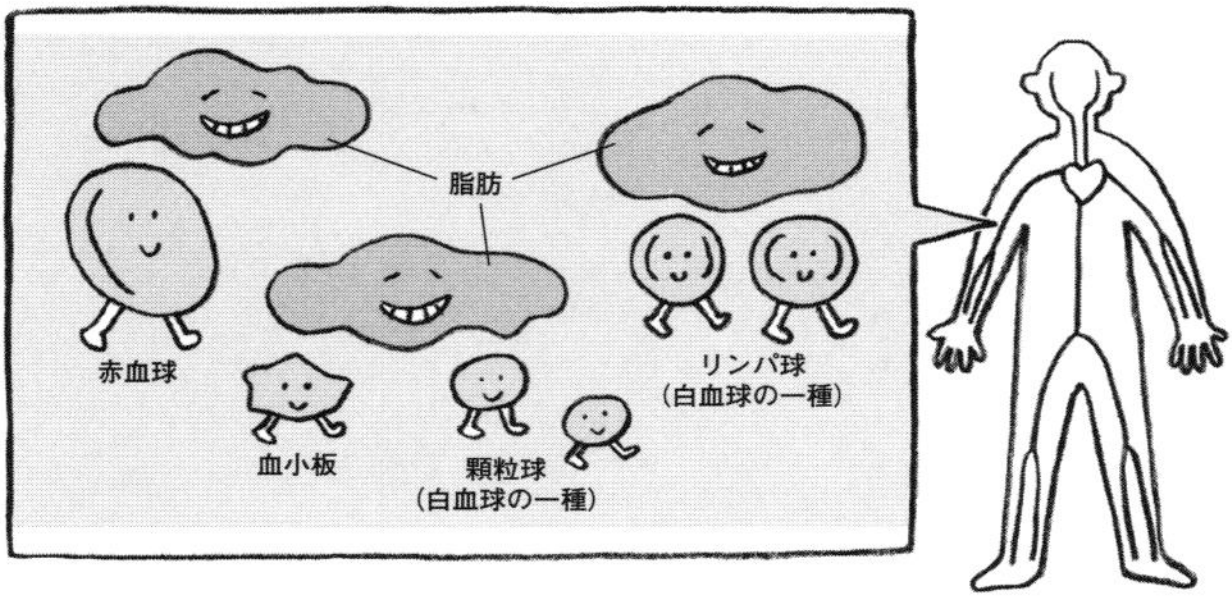

ただ、脂肪が使われやすい場所と使われにくい場所はあります。使われやすい場所から脂肪は動員され、そこの場所の脂肪を使い切った後に、やっと使われにくい場所にも動員がかかります。

全身にたまってしまった脂肪を落とすには、運動量をいかに増やすかが課題であることが、おわかりいただけたでしょうか。

第2章

脂肪の性質からわかる効果的なダイエット

脂肪細胞の数は幼いときに決まる

人は体内にあらかじめ脂肪細胞を持っています。その数は人それぞれで、生まれてから3歳くらいまでの間に決まり、その後増えることはないといわれています。脂肪を摂りすぎると、**脂肪細胞の数が増えるのではなく、個々の脂肪細胞がふくらむことにより肥満となります。**

ところで、日本人の脂肪細胞の数は、西洋人に比べて少ないそうです。おそらく、日本人は農耕民族なので、お米かヒエ、粟を1日2回くらい毎日食べるだけの食料に恵まれていたのでしょう。畑に行けば何か食べるものがあるし、蔵に行けば去年の米もあります。

しかし、西洋人のような狩猟民族は、仕留めた獲物をみんなで解体して食べたとしても、その後1週間くらい何も獲れないこともよくあったのでしょう。次に獲物を捕まえるまで、空腹に耐え続けないといけない。彼らは食いだめしないと生きていけなかったのです。

いくら太っていても、日本人で体重が150kgを超える人はそうはいません。体重が500kgもあり、ドアからは出られないので、窓を壊してクレーンで運び出されているアメリカ人の映像を観たことがありますが、あの体型は日本人にはありえません。

ちなみに日本で市販されている家庭用体重計の多くは、120kgが上限です。外国製の体重計には200kgまで測れる体重計があるとのことです。

これらの状況を見ても、日本人と西洋人の肥満はレベルが違います。それは、西洋人の脂肪細胞は数が多いだけでなく、一つ一つがたくさんの脂肪を蓄えることができるからです。体重500kgの肥満の人は、内臓脂肪ではなく、ほとんどが皮下脂肪だったそうです。

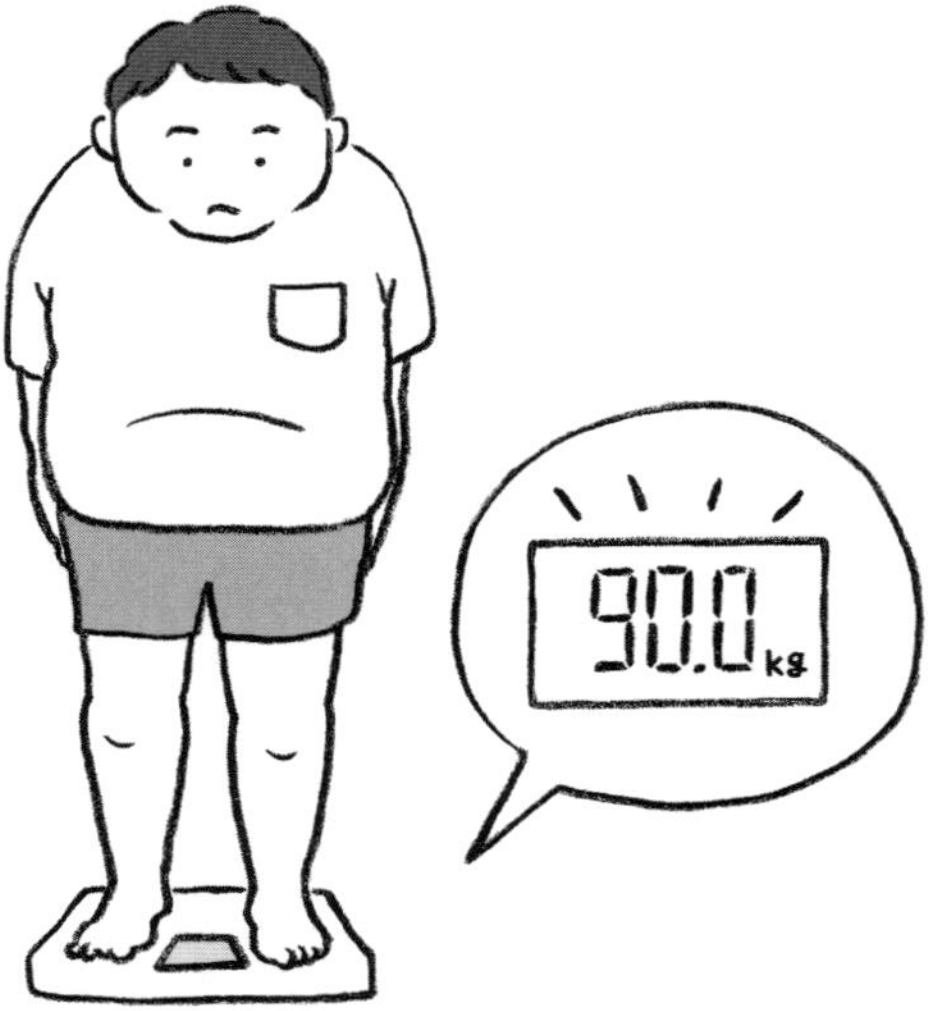

あのような西洋人の身体には、皮下脂肪を蓄える力がものすごくあります。もし５００kgの体重だとしたら、元の体重は80kgとして４２０kg分も皮下脂肪をためることができるわけで、これはすごいことです。

日本人はどう考えても、そういう身体にはできていないので、**皮下脂肪がいっぱいになると、脂肪の行き先がなくなって、内臓脂肪や、第三の脂肪（異所性脂肪）になりやすい**のです。

未熟児や低体重児は肥満になりやすい

「小さく産んで大きく育てる」のはいいことだと、昔はよくいったものです。しかし、現在では、生まれたときに**未熟児、低体重児だった子どもは学童肥満になりやすい**といわれています。

それは、小さく生まれると、必死になって栄養を摂り入れよう、摂り入れた栄養を無駄にしないでおこうというスイッチが入り、脂肪細胞をふくらませる傾向があるからです。

オランダでは第一次世界大戦直後に非常に食べ物が不足した時代がありました。さらにナチスに蹂躙《じゅうりん》されて厳しい状態になったとき、妊婦がひどい低栄養で未熟児や低体重児ばかりが生まれた時期がありました。

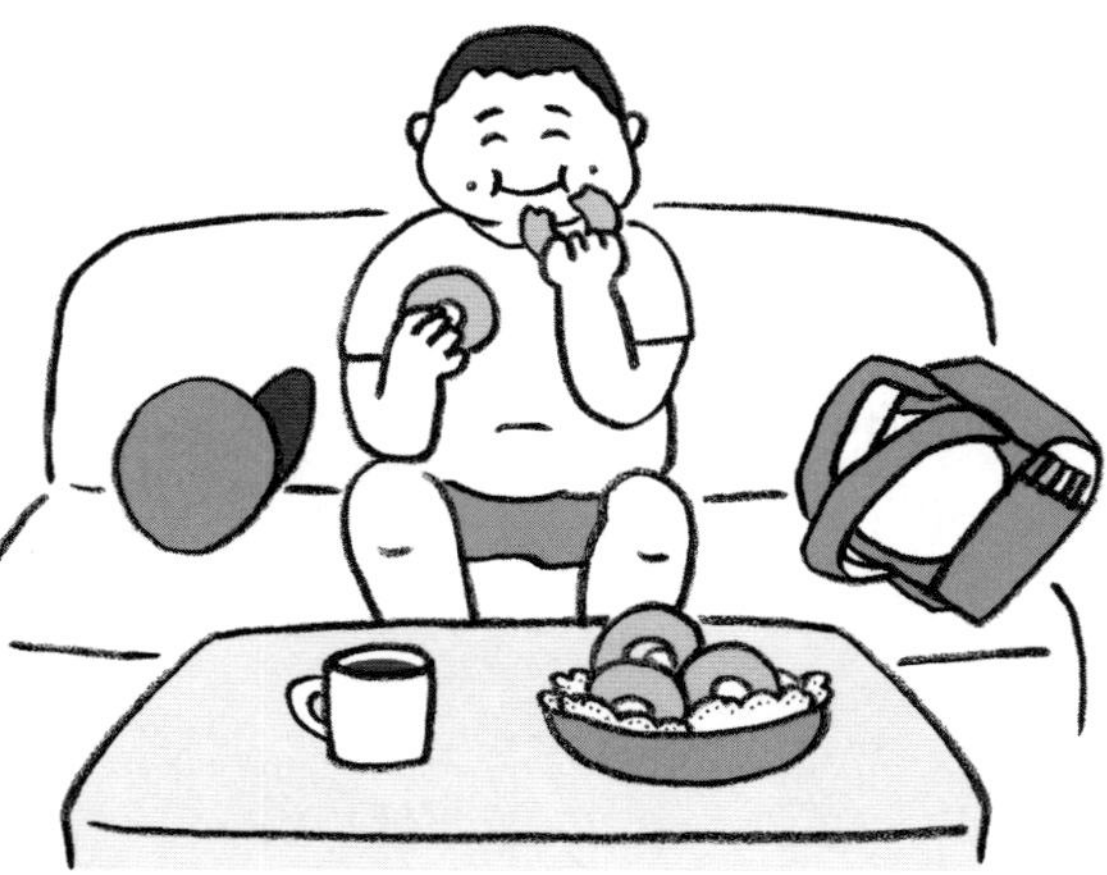

その未熟児が成長し大人になると、脳梗塞や心筋梗塞が非常に多い世代になりました。それは母親のお腹の中にいるときに、あまりにも胎盤から栄養が来ないので、「世の中というのは食べ物がないところだ」「体内に入った食べ物は、ひたすら蓄えないといけない」という飢餓モードスイッチが入ったからでしょう。
戦争や飢餓があって母体が低栄養になると、生まれた子どもは成人病になりやすいということがわかっています。

トランス脂肪酸は危険な脂肪

ここでは脂肪についての基本的な話をしましょう。

脂肪は脂質の中の一つで、科学的には脂質と呼ばれます。そこで血液検査では、脂質を測るといいます。脂質の中には、脂肪酸、脂肪（中性脂肪）、コレステロール、リン脂質があり、これらの総称が脂質です。栄養学的にも脂質という言葉が使われますが、一般的には脂肪という言葉の方がよく使われています。

また、「油脂」の油はサラダ油のように常温下で液体のもので、脂はバターのように常温下で固体のものをいいます。

脂肪の構造を見てみると、グリセリンに脂肪酸という長いしっぽが三つついています。そして、基本のグリセリンの形は全部共通ですが、どんなしっぽ（脂肪酸）がついているかによって脂肪の質が変わってきます。

脂肪酸にはたくさんの種類がありますが、大きく分けて「飽和脂肪酸」と「不飽和脂肪酸」の2種類があります。脂肪酸は炭素と水素と酸素からできていますが、骨格となる炭素間に二重結合（不飽和結合）がないのが飽和脂肪酸、一部に二重結合を持つのが不飽和脂肪酸です。不飽和脂肪酸は酸素と結びつきやすく、酸化しやすい性質を持っています。

脂肪は人体に必要なものなので、適度に摂取している限り特に問題はありません。しかし、**同じ脂肪の中でも恐ろしいものがあります。それがトランス脂肪酸**です。天然の食品にも含まれていますが、油脂の加工の過程ででき、例えばマーガリンやショートニングなどに多く含まれています。マーガリンもショートニングも、植物性油に水素を人工的に飽和させてつくったものなので、植物性といっているけれど化学薬品でもあります。

脂質には大きく分けて二つのタイプがある

飽和脂肪酸

バター、ラード、牛脂などの動物性脂質に多く含まれ、常温下で固まっている。
摂りすぎると中性脂肪やコレステロールを増加させ、健康に害を及ぼす。

不飽和脂肪酸

鰯、秋刀魚、鯖、鮪などの魚類やオリーブオイルやごま油に含まれ、常温下で液体。
血中の中性脂肪やコレステロールを調整する。

これは構造を見ても不思議な形のもので、天然の不飽和脂肪酸はシス型という「くの字形」に折れた二重結合の分子構造をしているのに対して、トランス型は直線的な二重結合の分子構造です。化学式は同じですが構造が異なるため、人は代謝できない可能性があります。代謝されないまま体内に留まり、さまざまな悪影響を及ぼす恐れがあるといわれています。アメリカでは、ついにトランス脂肪酸は使わない方向になりましたが、日本にはまだ規制がなく、食品には多く使われています。

ショートニングとマーガリンが血栓を引き起こす

ショートニングというのはまさに魔法の油で、サクッとしたクッキーはショートニングがないと絶対にできません。お店で売っているクッキーのサクッとした歯ごたえ、あの食感はショートニングのなせる技です。ショートというのは、短いという意味ではなく、サクサクという意味。だから、ショートニングというのはショートにさせる、サクサクにさせるという意味なのです。

同じようにショートケーキのショートも、小さいことをあらわすのではなく、ポロポロ・サクサクしているというのが本来の意味です。

その他にもショートニングがないと、市販のとんかつや、フライドチキン、ドーナッツなどの商品は成り立ちません。そこで日本でも身体によくない影響があるのをわかっていても使っているのです。ただ、今はアメリカでは使ってはいけないという流れになってきて、アメリカのファストフードにはトランス脂肪酸フリーと書かれています。例えば、某ファストフードのポテトも、アメリカではショートニングで揚げていませんが、日本では規制がないため、未だにショートニングで揚げています。

トランス脂肪酸を摂り続けると、心筋梗塞や脳卒中などの心血管事故を起こしたり、動脈硬化、アテローム血栓を起こしたりしやすくなります。

ただショートニングを使った料理は、本当に美味しい。たぶんメーカーは必死になって代替品を考えていることでしょう。

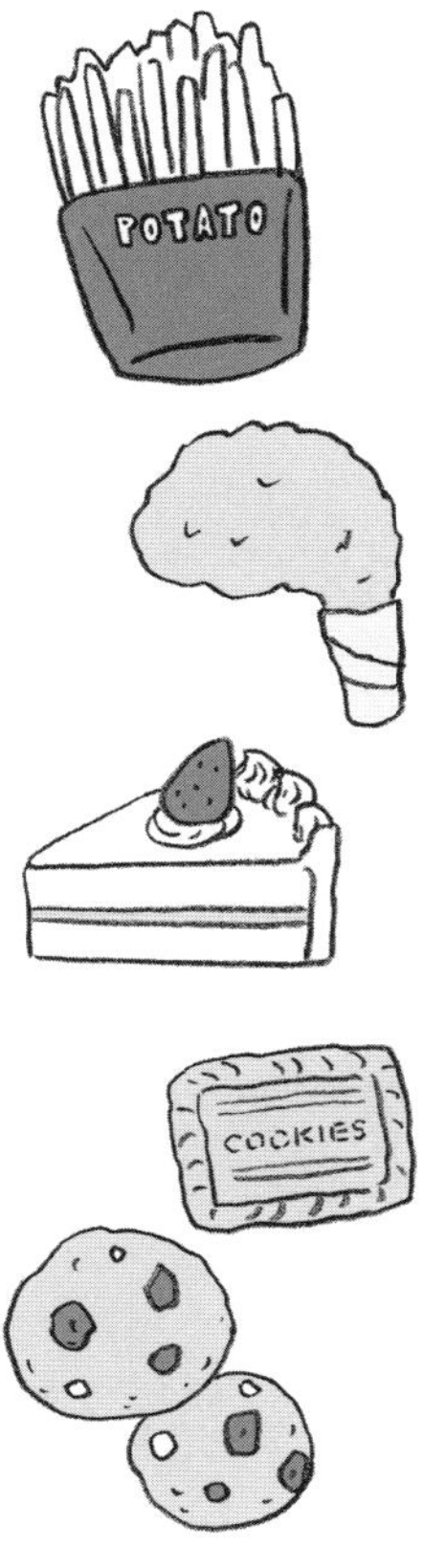

脂肪に罪はない。摂りすぎがダメなだけ

脂肪は太るとか、美容と健康の敵などといわれて、悪者にされていますが、本当に脂肪は悪者なのでしょうか。脂肪を始めとする脂質がないと皮膚がカサカサになってひび割れますし、女性ホルモンも男性ホルモンも脂質です。生きていくためには脂質は大変重要な役割を担っています。

たとえ毎日、油を一滴も摂らない人でも、身体は脂質を必要としているので、実際には脂質を摂っています。例えば、江戸時代の人は今の私たちのように、油ものはほとんど食べていませんでした。日常の食事はほとんどヒエや粟、麦や芋しか食べないけれども、子どもを9人も10人も産んで、普通に生活していました。

つまり、人間は炭水化物だけ食べていても体内で脂質をつくるのです。結論としては、すべての食べ物をバランスよく、摂りすぎないようにするのが健康の素。バラン

スと量だけが問題ということです。

つまり脂肪は悪者ではなく、脂肪の摂りすぎが悪者なのです。

一昔前は、脂ののったステーキはやめて、油脂を含まないおにぎりにしておけばいいという考えでした。しかし、おにぎりを食べても、身体の中でそのおにぎりから脂を合成するので、食べすぎれば肥満になることがわかってきました。

その後、肥満になるのは糖を摂取するせいだということで、糖の摂取が問題になってきました。確かに炭水化物は身体の中で変化して糖になる。炭水化物さえ摂らなければ痩せる。だから炭水化物の摂取をゼロにして、肉や油は摂ってもいいというダイエットが流行りましたが、最近はまたそれはおかしいということで、今は下火になっています。これも脂肪と同じで、**炭水化物が悪いのではなく、炭水化物の摂りすぎが悪い**のです。

マウスの実験だけではなく、人間の実験でも糖質をゼロにして他のものだけを食べていると、やはり心筋梗塞などの心臓系の疾患が増えたり、感染症が増えたり、体力や免疫力が落ちるなど、いろいろな悪いことが起きることがわかってきました。

何でも食べすぎがいけない

　現在の日本人が、炭水化物・タンパク質・脂質の3つの栄養素のうち、どれを食べすぎているかというと、8割以上の人は炭水化物を食べすぎています。お米離れの傾向はありますが、パンやお煎餅《せんべい》、クッキーなどは食べていて、結局は適正量の1・5倍から2倍の炭水化物を摂っているので、炭水化物ダイエットをしたらちょうどよくなるのかもしれません。

　炭水化物をなくすのではなく、2倍食べていた炭水化物を半分にして、正しい量にしましょうというのが本当の正しい炭水化物ダイエットといえるでしょう。

　よくテレビに出ている先生で「私は、炭水化物を控えるために、お米を5年もの間、まったく食べていません」「ポン酢は糖質が入っているからダメ。塩しか摂ってはいけない」などという人がいますが、それは明らかな間違いです。**適度に食べるのが大事**で、お米に罪はありません。

同じように油にも罪はない、食べすぎがダメなだけです。

以前、美容家でとにかく油は一切摂らないという人がいましたが、その人の本を読んでみると、鶏のササミでさえボイルして油抜きをして食べていたそうです。結果はガリガリの激やせ状態で、たぶんお化粧を落としたら肌はカサカサだったでしょう。

若い女性の中にもダイエットで油抜きをしすぎて、足がカサカサに荒れているという人がけっこう多いようです。皮膚のツヤは、皮脂がないと失われてしまいます。本来、**人間の皮膚は必要があって皮脂を分泌**しています。皮脂が適度に出ていたら、雨に濡れてもはじきます。顔の皮脂も必要があって分泌されているのです。

お湯と石鹸で顔を洗って放置すると乾燥してしまうので、身体は必死になって皮脂を出します。**顔も身体も頭皮も、洗いすぎは禁物**です。

脂肪にもホルモンに似た伝達物質がある

ＮＨＫの番組でも話題になりましたが、身体のさまざまな部分から、いろいろなホルモンなどの伝達物質が出ているということが最近わかってきました。

今まではホルモンというのは、甲状腺や卵巣などの内分泌臓器から出て、人の生命と活動性を維持し、成長や生殖機能を担っているといわれていました。ところが、筋肉や脂肪、皮膚などの、今までホルモンとは縁がないと思われていたところからも、ホルモンによく似たいろいろな伝達物質が分泌されているということがわかってきました。それらは体内で、とても密接なネットワークを持っています。

中でも脂肪は単なるエネルギーの貯金箱だと思われていたのですが、**脂肪にも伝達物質があることが明らかになってきた**のです。

最も有名なのがアディポネクチンという物質。〝アディポ〟というのは「脂肪」、〝ネクチン〟というのは「なくす・溶かす」という意味。いわゆる「ネクローシス(自己融解によって生物の組織の一部分が死んでいくこと)」で、アディポネクチンというのは脂肪を減らす物質です。それがなんと脂肪から出ています。

これは自分で自分の首を絞めているようですが、イメージとしては脂肪が少ないときは、脂肪をためるために燃やさない。だから燃やせという命令が要らない。つまりアディポネクチンの分泌は必要ないわけです。

しかし、脂肪がたまってきたら、少し在庫を整理しなさいということで、アディポネクチンが出る。つまり脂肪がたまりすぎるとアディポネクチンが出て脂肪を燃やし始め、脂肪を適正在庫に戻すという働きをするわけです。このように、**脂肪自体からも自身の量をコントロールする物質が出ている**のです。

問題は病的肥満です。過度の肥満になると、アディポネクチンが出なくなり、脂肪がたまる一方になってしまう。それが本当に肥満が極限に達した、どうしようもない状態です。適正なレベルで脂肪の在庫が推移しているうちは、アディポネクチンが在庫を調整してくれるのですが、それがオーバーフローすると、一気に脂肪の蓄積が進んでしまうのです。

もう一つはレプチンというもので、これはいわば満腹ホルモン。脂肪から満腹中枢に、「お腹がいっぱいになった」という信号が出る。**脂肪がたくさんたまってくると満腹中枢が常に刺激されて、もう食べなくてもいいと命令するのがレプチンの働き**です。レプチンの合成や、レプチンを刺激する肥満治療薬などが懸命に研究されています。その薬を飲めば常に満腹で、食べたくなくなるという作用があり、食事制限の決め手となるとされています。しかし、これは不自然で、身体によくないのではないかと私は懸念しています。

もう一つＴＮＦという物質があり、これは腫瘍壊死因子と呼ばれる、悪い方の因子です。これは脂肪だけではなく他の組織からも出ますが、炎症を起こしたり、動脈硬化を起こしたりします。脂肪が増えすぎてコントロールができなくなったら、自分を爆破して自滅してしまうような、いわば自殺因子です。組織そのものが壊死して死んでしまい、その結果、あちこちに自殺・自滅した細胞が残り、それが焼け跡のように動脈硬化の原因となる傷になっていくわけです。

脂質の伝達物質

アディポネクチン

蓄積された脂肪を減らすよう命令を出す伝達物質。病的肥満になると出なくなる。

レプチン

脂肪がたまると満腹中枢を刺激し、もう食べなくていいという命令を出す伝達物質。

TNF

たまりすぎた脂肪を自滅させるよう命令を出す伝達物質。自滅した細胞が動脈硬化の原因にもなる。

女性ホルモンは神様からのギフト

女性の身体には、ある時期から自然に脂肪がたまります。それまですらっとした体型であっても、子どもをひとり産む度に数kgずつ太っていくというのが、一般的な女性の太り方の経緯です。

実は、女性が太るのは、生物科学的見地からいうと、子どもを産むということにあるからです。できれば元気な子をたくさん産みたい。そのためには、**腰まわりにある程度脂肪をつけておけば、転んでも子宮が守られる。**女性の身体に腰まわりから脂肪がつき始めるのは、それが主な理由です。

どんなに痩せた妊婦でも、腰まわりだけはしっかりしているはずです。女性タレントの妊婦姿の写真を見ると、腕は枝のように細いのに、腰はしっかりしています。

さらに、授乳しなければいけないから胸も出てくる。それ以外の部分というのは、本来はそんなに脂肪はつかなくていいはずです。

そして、この女性の体型を維持しているのが女性ホルモンです。女性ホルモンというのは子どもを産むためのホルモンであり、体型を維持して男性を惹き寄せ、妊娠しやすくし、妊娠を維持し、授乳にも関係するホルモンです。女性ホルモンは生殖のためのホルモンなので、女性ホルモンが分泌されている間は、女性は生物学的に大きな特権で守られています。

どういう意味かというと、30〜40歳の間は、男性に比べて女性の死亡率が非常に低いのです。例えば、心筋梗塞は20歳から45歳くらいまでの女性ではとても少ない。それは**女性ホルモンが、動脈硬化を予防したり、糖の代謝を助けたりして、いわゆる生活習慣病になりにくくしている**からです。

女性ホルモンは「神様のギフト」で、女性ホルモンが分泌されている間は、女性は病気になりにくいのです。

お腹まわりが痩せないのには理由がある

前述のように、女性の場合は、特に腰まわりから太り始めます。

その次に体幹、身体の真ん中が太る。その次に手足が太って、最後に顔が太ります。

逆に痩せるときは顔から痩せるので、ちょっと悩みごとがあると頬がこけたといわれたりするのは、そのせいです。顔の脂肪はほとんど役に立っていない、あってもなくてもいい脂肪だからです。

そういう脂肪がいちばん先に落ちやすい。腰まわりの脂肪だけは、何があっても身体は必死で守るからなかなか痩せない。よく振動させたり電気で刺激を与えたりして、お腹まわりだけ痩せるという機械がありますが、それは無理で、基本的に全部痩せないと最後までお腹まわりは痩せません。

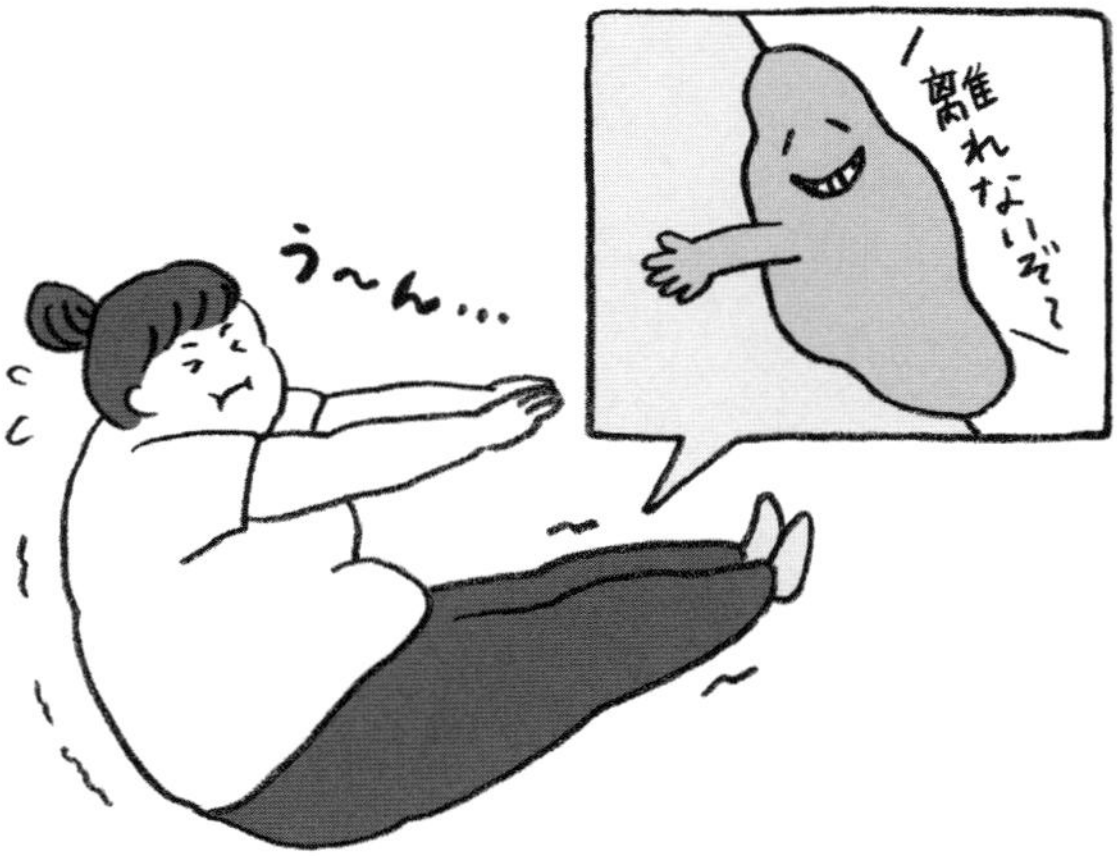

子どもを産むために、身体を守っている女性ホルモンですが、例えば腫瘍などで卵巣を摘出したり、中年になって閉経したりすると、男性と同じように一気に動脈硬化が進み始めます。

そうすると体型も、今までは骨盤まわりだけ肥満になる洋ナシ型体型だったのが、上半身も太り始めて体型が変わっていきます。

女性ホルモンが出なくなると、男性並みの健康へのリスクを背負うようになるわけです。

中年以降は筋肉が落ちて脂肪に変わる

閉経後の中年女性、男性なら50〜60歳になると筋肉が落ちてきます。30歳くらいまでは、特にスポーツをしていなくても仕事でも、育児や洗濯や掃除などの家事などでも、かなり筋肉を使っているので、大胸筋周辺の筋肉はしっかりしています。ところが50歳くらいになってくると、そういった身体を動かす仕事は減り、筋肉は落ちていきます。

そのうえ、不摂生と食べすぎでお腹が出てくる。ここで気をつけないといけないのは、お腹が出てきたのに体重を測ると変わっていないというときです。「私は十年来、体重が変わっていない」と安心しているけれども、実は**筋肉が減っているのに、体重が変わらないということは、脂肪が増えている**のです。筋肉と脂肪が入れ替わっているということに気づけないと、体重計に騙《だま》されることがあります。

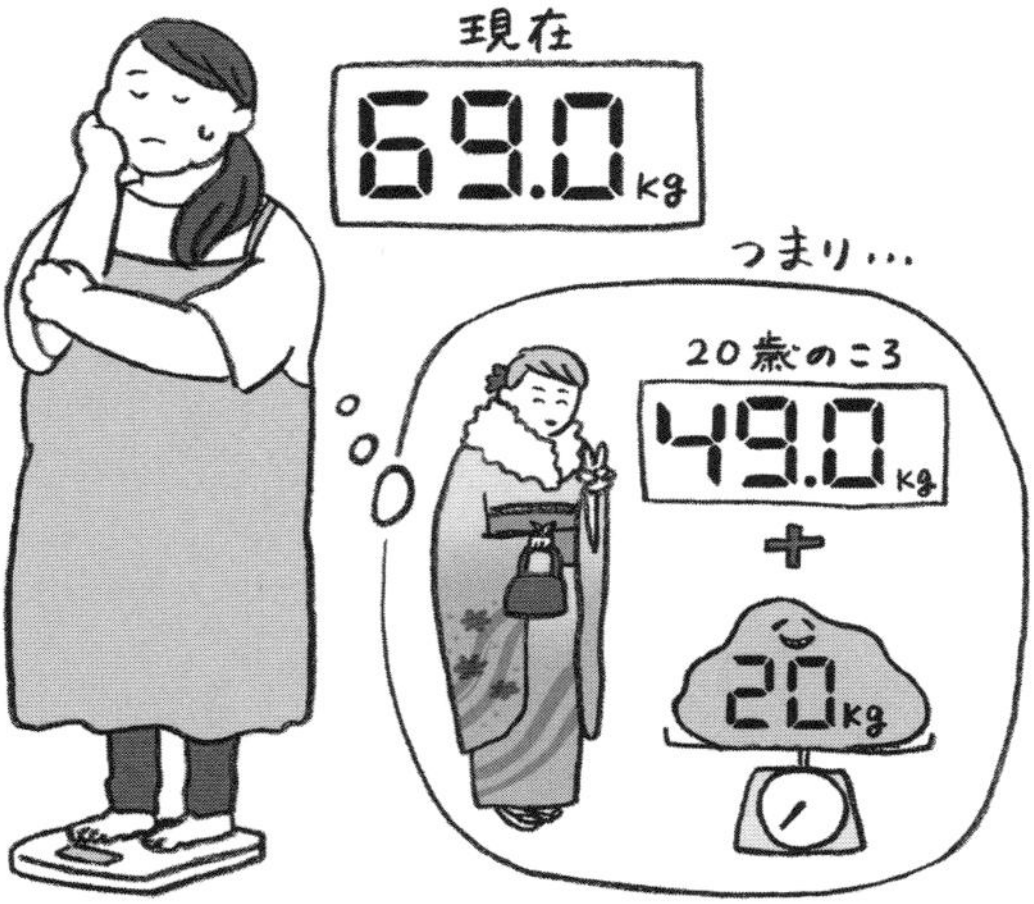

男女ともに18～20歳までに基本体型が決まります。身長の伸びも、ほぼその辺りで止まります。身長が決まり、それに応じた筋肉量が決まると、それより先は身長も骨量も筋肉量もほとんど変わりません。

よほどハードな筋力トレーニングやスポーツをしない限り、20歳前後からは筋肉は増えません。つまり、20歳以降増えた体重というのは、すべて脂肪だということになります。試しに、今の体重から20歳のときの体重を引いてみてください。それが問題にすべき脂肪の量ということになります。

外科手術では脂肪は減らせない

結局、脂肪を減らすためには、食生活を見直し、適度に運動をして、たまったエネルギー（脂肪）を消費するしかありません。

それでも、できればあまり努力しないで痩せたいと思うのが人情で、そのために脂肪吸引などの外科手術を受ける人もいます。

脂肪吸引手術で取り除く対象は皮下脂肪になりますが、人の脂肪は他の組織と渾然一体になっています。脂肪吸引手術の専門家が、身体を開いて、一粒ずつ脂肪を取ってくれればいいでしょうが、現状は、掃除機のホースのようなものをお腹の中に突っ込んで、「ここに脂肪があるだろう」と思うところをグリグリと探りながら、吸引していくだけです。**目で確かめて取っているわけではないので、血管や神経を切ってしまっている危険性があります。**

脂肪吸引手術を受けた後に失血死してしまう人や、吸引した部分の神経が切れて、術後にその辺りの皮膚を触っても感覚がなくなってしまう人もいます。

脂肪細胞は一般的に3歳頃までに増えて後は変わらないといいましたが、最近では、病的な肥満になると、年齢に関係なく脂肪細胞の数が増えるともいわれています。

そういった超肥満の皮下脂肪を取るためには、脂肪溶解注射をしたり、超音波を当てたりという方法もあるようです。

脂肪溶解注射は脂肪を溶かす薬を体内に入れるのだそうですが、本当に不要な脂肪だけを溶かすかどうかは不明です。皮膚の張りやツヤの部分まで失ってしまいそうで、私は脂肪溶解注射という治療は怖いと感じます。

超音波を当てて、脂肪の粒を小さくして身体に吸収しやすくするというのは、まだわかります。揉み出しというのも同じ原理ですから、脂肪の粒を小さくすれば身体から出ていきやすいというのは理解できます。

ただし、皮下脂肪はいっぱいになったからといって、揉み出したり超音波を当てたりして圧力をかけても、体外に出ていくわけではなく、**身体が脂肪を使いたいという状態をつくらないと絶対に減りません。**体内を循環している脂肪の量が足りなくなれば、身体は勝手に脂肪を消費し始めるので、結局は食事制限と運動しか、脂肪を減らす方法はないのです。

また、エステでも痩せるとは思えません。リンパ液はマッサージで動くので、一時的に細くなりますが、脂肪が減っているわけではありません。最大限に評価したとしても、エステでマッサージをしたことで、脂肪が動きやすくなり、そのお陰で痩せやすくなって、その間に食事制限と運動をしたら脂肪が落ちやすくなるだけの話です。エステで絞っただけで、血液に脂肪がズルズルと流れていくとしたら、血管に脂肪がつまる脂肪塞栓症という大変な病気になってしまうでしょう。

結論としては、**一度たまってしまった脂肪は、そう簡単には落とせない**ということです。

第3章

知って防ぐ
三つの脂肪の弊害

腹腔にたまる内臓脂肪

横隔膜の下から膀胱の上まで、お腹の中の臓器が収まっている腹腔というスペースにたまっているものが内臓脂肪です。特に内臓を固定する腹膜に蓄積した脂肪のことをいいます。この膜は胃を固定する網目状の大網という膜と、腸を固定する腸間膜という膜で、この膜の縁に脂肪を入れる袋がたくさんできます。これが内臓脂肪になります。

脂肪が体内に運ばれるプロセスは、以下の通りです。

①動物性または植物性の油脂が食事時間に体内に入る。
②膵臓のリパーゼで、グリセリンと脂肪酸に分解される。
③脂肪酸が腸の粘膜の隙間から脂肪酸のまま腸の血管に入る。
④さらに、門脈という血管を通って肝臓に入る。

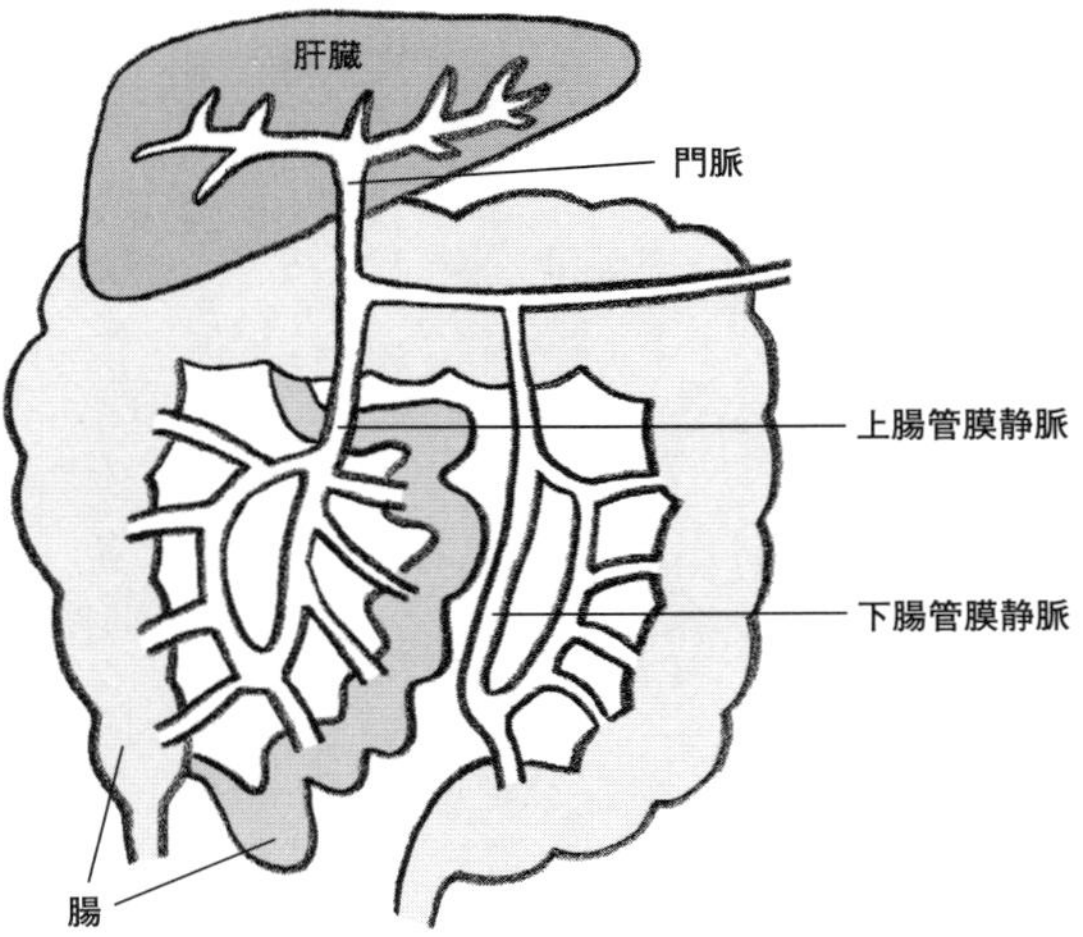

⑤肝臓では脂肪酸をグリコーゲンとして蓄え、必要なときに形を変えて全身に運ばれ使われる。

ところが、脂肪酸は肝臓に行く前に、門脈まで行く過程で、腸間膜や大網の中をウネウネと通っていくので、腸間膜や大網に蓄えられることがあります。最近の研究では、腸間膜より大網の方に内臓脂肪を多く蓄える傾向があるといわれています。

肝臓の脂肪があまりない場合は、肝臓まで直行で運ばれていきますが、途中で少し渋滞していたら、**脂肪酸は大網の隙間にどんどんたまっていって内臓脂肪に**

なっていくのです。

本来、大網というのは透明な膜で、細い血管が通っており、赤サンゴの標本のようなきれいなものです。しかし脂肪がたまってくると、その透明な部分がだんだん白い隙間になっていき、いわゆる網脂のようになって血管に沿って縁が白くなります。そして最後には、網脂どころか団子のようになって隙間がなくなっていきます。

それが内臓脂肪の正体ですが、例えば3日間飢餓状態が続くと、大網にたまった脂肪をもう一回血管に送り出します。それを肝臓に運んで、肝臓でその脂肪を使い、女性ホルモンをつくったり皮膚のコラーゲンの材料にしたりします。肝臓というのは身体すべての工場なので、その工場の原材料として脂肪を使っていきます。

脂肪は、このように主に肝臓が使っていますが、肝臓にどんどん脂肪が送られてきて、余ってどうしようもなくなったときには、肝臓が脂肪を蓄え始めます。すると脂肪肝となり、**肝臓本来の働きが阻害されてしまいます。**

数値化された「死の四重奏」

内臓脂肪が注目され始めた発端は、皮下脂肪はさほど多くないのに、心筋梗塞や脳梗塞の発作を起こす人がいて、その原因を調べると、内臓に脂肪がたまっているということがわかってきたことでした。

そこで、内臓脂肪の危険性を何とかもっと多くの人にわかりやすくしようということで、大阪大学の松澤佑次先生のグループが「メタボリック症候群」という概念をつくり出しました。

実はそれより15年ほど前から「死の四重奏」「悪玉症候群」という呼び名がありました。**高血圧、高脂血症、肥満、糖尿病の四つが重なると、非常によくない、「死の四重奏」**だとずっといわれ続けていました。

そこで、さらに強いインパクトを与えるために、皮下脂肪による肥満だけではなく、内臓脂肪による肥満も入れようと考えたわけです。

CT検査をすれば、お腹の中の脂肪が真っ黒く映ります。昔は、その面積を正確に測る方法はなく、数値化するのが大変でした。しかし今は、デジタル化により、簡単に脂肪の面積が出せるようになりました。しかも、今のCT検査装置には、面積を計測できるソフトがついているので、内臓脂肪と思しきエリアをマーカーで何ヵ所か押せば、数値が出るようになっています。

そこで、内臓脂肪の基準としては**おへその部分をCT検査で輪切りにして、そこに100㎠以上脂肪があったら内臓脂肪による肥満**、という日本独自の基準をつくり、注意を呼びかけています。

ＣＴを撮らなくても、お腹まわりを測ることでわかる

ＣＴを撮らなくても、健康診断や自宅で簡単に内臓脂肪を計測できる方法はないかと、いろいろな研究をした結果、たどり着いたのがウエストを測る方法でした。「男性85㎝、女性90㎝」、この数値を超えていると、どうやら内臓脂肪の面積が１００㎠を超えているということがわかったので、ＣＴを撮らずにウエストだけを測って、**高血圧、糖尿病、高脂血症のうち二つ以上とウエストの条件が揃ったものを「メタボリック症候群」**と呼ぶことにしたわけです。

こうして内臓脂肪が有名になり、ここ20年は内臓脂肪の危険性ばかりが取り沙汰されました。そして、内臓脂肪を減らすためにはインナーマッスルを鍛えようなどという動きになるなど、内臓脂肪を減らすいろいろな試みが注目を集めていました。

痩せている人にも心筋梗塞・脳梗塞は起こる

実は、肥満と心筋梗塞の関係を病気の側から見ると、心筋梗塞・脳梗塞を起こした人の中で、肥満の人は意外に少ないのです。しっかり統計を取ったわけではありませんが、私の印象としては肥満の人は全罹患者の3〜4割。一般的なイメージで考えると、**9割くらいが肥満の人だと思われるでしょうが、**心筋梗塞と脳梗塞の人が入院している病棟に行って見回してみたときに、全員が太っているかというと、実はそうでもない。意外に細身の人が多く見られます。

つまり、皮下脂肪がたくさんあって太って見える人だけが、心筋梗塞・脳梗塞になるわけではないのです。**外見は太って見えなくても、内臓脂肪は血管と直結しているので、皮下脂肪より内臓脂肪の方が病気に直結しやすい**ともいえます。

例えば、大網の脂肪が多いとしましょう。ダイエットと運動で、大網の脂肪をいっぱい使って、肝臓で分解しようと溶かしたとしたら、結局、その脂肪は血管を流れて肝臓に行く。そしてまた血管を流れて、筋肉に行って筋トレによって燃やされる。血管の中を脂肪が回っているわけです。

内臓脂肪をためる、内臓脂肪を燃やすという働きにより、血管の中を脂肪が常に循環している、つまり血液検査で中性脂肪の値が高く出る状態になります。しかも、長時間接触しているので血管の壁に入り込みやすくなり、血管を塞ぐ原因になるのです。

一方で皮下脂肪が仮に30歳のときにたくさんたまったとしても、それ以降に体形を維持していて、体重が１ｇも増えず筋肉も落ちていないとしたら。皮下脂肪はそのまま定期預金のように動かない状態になっています。そうすると、その脂肪は血管に流れないから、内臓や血管にあまり影響しないということになります。

見た目は太っているけれど、血液検査の数値が正常という人がいますが、こういう人がそれに当たるのではないかと思います。

先に説明したように、西洋人には体重が500kgもあるような超肥満の人がいますが、意外に健康という人もいます。タレントの森久美子さんと、テレビの番組で何回か一緒になったので話したのですが、森さんはあの体形でも血液検査をするとコレステロール値は高くないのだそうです。

不思議だと思ったら「私は北欧系のクォーターです。うちのおばあちゃんも、こういう体形だけど長生きです」といっていました。こういう人はたぶん脂肪を蓄えるけれど、蓄えっぱなしで循環しないタイプなのでしょう。いいか悪いかわからないけれど、うらやましいタイプかもしれません。

日本人はスリムなのに、**常に脂肪が血中を循環しているから、血管の傷や血管の隙間に入りやすい。**そういう意味で、私たち日本人にとっては内臓脂肪の方が怖いのです。

体脂肪率の値に一喜一憂しても無駄

自分の体脂肪率を知っていますか。今は、普通の体重計にも体脂肪計測機能がついています。体重計の金属の部分に足を乗せて数秒待てば、体脂肪率が表示されます。あのメカニズムは簡単で、弱い電流が出て片足裏から脚を通り、もう片方の足の裏に戻ってくる、その際の電気抵抗を測っているのです。脂肪は水に近いため電気をよく通します。そこで抵抗が低い人は脂肪が多い、とわかるという単純な理屈なのです。

体脂肪計で標準値をつくる際、たくさんの人たちの抵抗を測って、それが意外に直線のグラフになったからそれを標準値にしたというのですが、実際にはそんなにまっすぐでもなく、けっこうジグザグだったとか（笑）。しかも体脂肪の量を測ったというのも、プールに頭まで沈めて、身体の体積を測り、体重から比重を計算しただけです。脂肪が何%というように、分解して測ったわけでもないので、**その数字の拠《よ》り所**

は意外に曖昧《あいまい》です。

そんな数値なので、測らないよりはいいでしょうが、私は最低でも1％の誤差があると思っています。もしかしたら2％近い誤差があるかもしれません。

とはいっても、体脂肪率15％の人と25％の人は明らかに違います。そういう意味では、だいたいの数値を知っておくのはいいと思います。しかし、15％の人が今週は運動を頑張ったら14・8％になりましたというのは、もう誤差の範囲。電気抵抗を測るので、体重計に乗るときの足の裏が少し湿っているだけでも変動します。連続して5回くらい測ると、たいていバラバラの値が出ます。

そのバラバラの値の範囲が、15％から25％になることはなく、せいぜい14％から16％くらいまでの間では上下しますが、そこで一喜一憂してはいけません。

体脂肪率が0・2％下がったから、ケーキを食べてしまえという行動に走るのが、やってはいけない間違いでしょう。

体脂肪率が低ければ低いほどいいという話でもありません。どんな人にも**脂肪はある程度、必要**です。

例えば、ボディビルダーはどう見ても脂肪がない。本当に体脂肪率が低いと思います。しかし、脂肪というのは毒かというと決してそうではない。ホルモンを分泌する器官でもあるし、エネルギーの貯金でもあります。体温管理や寒さ暑さに対する備えができたり、外からの刺激に対するクッションとしてケガを防ぐプロテクターの役割をしたりします。

筋肉を打つと打ち身になりますが、脂肪があればケガはしにくくなります。そういう意味では、一定以上の脂肪は必要なので、ボディビルダーのようにゼロに近い体脂肪率は、普通の人にとってはよくありません。

ＢＭＩ値にも安心しすぎない

以前、女性の患者さんに質問されたことがありました。その質問とはＢＭＩ値のこと。自分はどう考えても小太りの体型で、スマートとはいえない。それなのに、自分の身長でＢＭＩ値を算出すると、まったく問題ない範囲にあって、しかもメタボ体型ではない。自分のＢＭＩ値でも正常値というのは、そもそも範囲が高めだからではないかということでした。

その答えは、ＢＭＩの考え方と計算方法をつくったのが西洋人だから、となるでしょう。平均身長１７０㎝から１９０㎝の国でつくった計算方法なので、どうしても身長の低い日本人にはマッチしにくいのです。

しかもこのＢＭＩ値がこれほど普及したのは、アメリカの保険会社がこの値を採用し、より多くの人を肥満と認定して、保険料を少しでも多く支払わせようと画策したからだという説もあります。

ＢＭＩ値が普及する前には、標準体重の算出法として「身長－１００×０・９」というのが一般的でしたが、それも西洋から来た発想。あの計算法では、例えば日本人で１５０㎝の人は、理想体重が45kgということになり、少々無理があります。

ＢＭＩ値も標準体重もあくまで目安です。たとえ安全域ではあっても、他の検査の結果なども含めて総合的に健康に対するリスクを判断しましょう。

アスリートは健康とは限らない

アスリートは見た目がよく格好もよく、パフォーマンスと記録を出せる身体をしていますが、健康かどうかというのはまた別の問題です。例えば、健康のために体操を1日に50回、毎日20㎞走ろうとは思わないでしょう。アスリートはこれに近いトレーニングをしているわけですが、それで健康になるとは限りません。

そもそも歳を取った元アスリートで、長生きしていてさすがに元アスリートだと感心するような人はいるでしょうか。思い浮かびますか。

概して、現役を引退した後も摂生するわけでもなく、選手時代と同じ生活をしている人が多い印象で、けっこう太っていたり、病気を抱えていたりしています。引退してもきちんと摂生している精神力の強い人は、あまり見当たりません。

つまり、アスリート＝健康体ではないのです。**アスリートは記録を出せる人であっ**

て健康とは別問題です。

基本的にスポーツは身体に悪いといっても過言ではありません。運動は身体にいいけれど、スポーツはよくない。スポーツという名前に変わると、記録を追いかけたり、自分で変なルールをつくったりして自分を縛ってしまう。それにスポンサーや支援者がいて、義理で頑張らざるをえない場合もあります。例えばオリンピックの試合で途中棄権して、「私は次のオリンピックに賭けます」なんて絶対いえないでしょう。オリンピックに送り出されたら、必ずメダルを取って来いというのが暗黙の了解になってしまいます。

明らかに身体が赤信号を出しているのに、精神力と気合だけで無理して競技を続けて、身体を壊してしまう。サッカーでも骨折していたのに試合に出ていた選手がいました。これではスポーツが身体にいい運動とはいえず、どう考えても身体に無理をさせているといわざるをえません。

スポーツではなく運動を楽しむ

選手ではなくても、中高年で例えばテニスをやっている人も、膝や腰などどこかを痛めている人が多くいます。テニスも、のんびり楽しむのならいいのですが、ダブルスのパートナーがいるから途中で足がつりかけても、今日はここまでといえなかったりする。それがよくないのです。

同じテニスでも、壁打ちをしていて、調子が悪くなっても倒れるまで続ける人はいないですが、1~2週間に1回テニスをしに行って、ダブルスのパートナーがえらく張り切っているとなると無理をしてしまう。結局、スポーツとなると無理をしてしまうわけです。

ゴルフでも、練習場で倒れる人は見たことがないけれど、ゴルフ場では死ぬ人はいます。先日、患者さんにその話をしていたら「僕は絶対ゴルフ場で倒れるようなことはありません」という。どうしてなのかと聞いたら「ゴルフを何十年もやっているけれど、スコアをつけたことがない。何発でも打つし、暑いと思ったら5番ホールでも6番ホールでも今日はお終いといって帰ってくる」とか。メンバーは大丈夫なのかと聞いたら、ひとりで行くそうです。仲間と一緒にゴルフ場でラウンドしていても、途中で帰ってくるそうで、これなら大丈夫、とても理想的です。

しかし、一般的なサラリーマンは「来月の〇日、日曜日6時集合で、誰かの車でゴルフに行く」といって、かなり前から日程を決めて出かけていきます。その日が接待の翌日で、二日酔いでも断れない。天気があやしくても、吹雪かもしれなくても行かないといけない。猛暑の日でも、最後まで水を我慢する。もう一息頑張ってラウンド後に風呂に入って、その後のビールが美味しいといって、熱中症で死んでしまう人さえいます。

大橋巨泉さんはその点、うちの患者さんと同じだったようです。朝起きて窓を開け「ああ、今日はいい天気だな。よしゴルフに行こう」と決めて、電話して仲間を集める。でもゴルフ場に行っても、途中でちょっと暑くなってきたら、帰ってしまうというようなマイペースのゴルフを楽しんでいたそうです。こんなワガママができるゴルフならいいですが、普通はそういきません。

ランニングも、ひとりでやっているのに、自分で自分を縛ってしまう。そうして週3日10㎞走るなどと決めると、9㎞辺りで少し調子が悪くなっても、そこで止める人はまずいない。無理しても続けてしまう。結局それで身体のどこかを壊したりしてしまうのは残念なことです。

スポーツではなく、無理をしない運動をおすすめします。

若いときと発想を変えて、有酸素で身体を動かす

マラソンは脳内ホルモンが出やすいスポーツです。マラソンと長距離の水泳は続けているとほどほどに気持ちがいいけれど、やらないと非常に不愉快になります。やっていて、ハッピーになるのならいいのですが、やっているときはそれほどハッピーにならないわりに、長雨で二週間も走れないとなると、イライラしたりします。

プールが一週間改修工事で使えないとなると、周囲に当たり散らすスイマーもいます。このように脳内ホルモンが切れたときは非常に辛い。だからマラソンや遠泳というスポーツは依存になりやすいのです。

ランナーズハイを経験すると、また走りたいという以上に、ローな自分をどうにもできなくなってしまいます。

ちなみに、ランナーズハイの素はエンドルフィンといわれていますが、カンナビス

おすすめの有酸素運動

- ウォーキング
- 水中ウォーク
- 自転車
- ラジオ体操

効果的な有酸素運動の方法

- 食後90分ほど経ってから行う。消化の妨げにならず、血糖値の高いときに行うことで、中性脂肪をコントロールする。
- 軽い筋トレをしてから行うと筋トレで出たアドレナリンなどが脂肪燃焼に役立つ。
- できれば最低でも20分以上続け、40分ほどで十分。
- 会話ができる程度の負荷で行う。

というマリファナの成分とほとんど同じだそうです。つまりマリファナと同じような気持ちいい状態がランナーズハイなのでしょう。

身体を動かすなら有酸素で、運動レベルで止めておくのが得策でしょう。特に病気で痩せないといけない、生活習慣病世代の中高年だから身体をなんとかしたいという人は、若い人と同じレベルでのスポーツでは身体に負担がかかってしまいます。また、**昔スポーツをしていた人ほど、自分のできなさを理解できず事故になりやすい**ので、注意が必要です。

第4章

食事のテクニック

食べたものを記録して、一日の終わりに確認する

肥満気味の患者さんに食事を減らすように指導すると、そんなに食べていないんですけどねえとおっしゃる方がけっこういます。**自分はそれほど食べていないと思っていても、実際にはけっこう食べていることが多い**ものです。

あなたは昨日食べたものを全部覚えていますか。朝・昼・晩の3食は思い出せても、午後のお茶の時間に配られたお菓子を半ば無意識に食べていて、記憶に残っていないのではないですか。

あるいは夕食後、ポテトチップスをつまみながら、ビール片手にテレビを観るなどというのも日常的にありそうです。そういうお菓子や軽めのスナックは、意識から除外されていてカウントされていないのではないですか。また缶コーヒーやドリンク類も甘いものはかなりのカロリーがあります。

そういう、ちょっと食べたもののや飲んだもののカロリーを全部足したら、意外にも1食分相当のカロリーになることがあるかもしれません。このように、**意識せずに食べているもので摂取カロリーがオーバー**になり、それが肥満に繋がっていることも多いのです。

また、最近は、毎日の食事を記録するブログダイエットというものがあるそうです。食べたものの写真と献立を、ブログダイエットを主宰している運営会社に送る。それを見た運営会社のダイエット指導スタッフから、このメニューはいいですが、こちらのケーキはダメですなど、アドバイスをもらう。そうすることで、自分の食べ方の欠陥と改善案を指導してもらうというわけです。

同じように、2ヵ月で大幅な減量を謳《うた》っている某フィットネスクラブでは、食事の前にその写真を送ると電話がかかってきて、これは食べてはいけない、ごはんはこのくらい残しましょうなどと指導されるようです。

ブログを使って、自分の食事のメニューと写真をアップし、自分の記録用として非公開の日記にするという方法もあるでしょう。

食事をきちんとコントロールして頑張っているか、写真にして並べてみると、一目瞭然です。コントロールしていたつもりでも、全然できていないことがわかります。

昔は写真を撮ってプリントして、アルバムにしていた人もいましたが、今はスマホがあるので、1日分の3回の食事だけではなく、一日の間に口にしたものをすべて写真で記録しておくことができます。

飲み物も含めて一日に口に入れたもの全部の写真を、夜になったら見て「ここはうまくいった」「ダメだった」と自分を褒めたり反省したりする。撮った写真は削除してもいいけれども、残しておくと自分の食生活の変化がわかるかもしれません。

もちろん評価するのは自分自身です。人間は自分に甘いので、食べ物を前にするとついつい、これくらいはいいんじゃないと食べてしまいます。しかし、食べ終わって何時間も過ぎてから冷静に写真を見ると、これはよくないということに気がつきます。**食習慣を変えるきっかけ**になると思います。

食べたものの写真記録で健康を取り戻した

甘いものが好きでつい手が出てしまう、でも最近は我慢しているのに全然痩せないという50代の男性の患者さんがいました。そこで、**毎日食べたものを全部写真に撮って保存し、非公開のブログにアップ**して、寝る前に今日食べたものについて、冷静にいいところと悪いところを確認するようアドバイスしました。

その次に来院されたとき、「甘いものを我慢しているつもりでしたが、実は食事と食事の合間にお菓子をいくつか、寝る前に甘いジュースを飲んだりというのが意外に多くて、カロリーを計算すると、一日の摂取量ではかなりオーバーしていたようです。これでは痩せなくて当たり前ですね」と反省されていました。

それから自分の行動パターンに気がついて真面目に取り組まれたようで、その後の**数ヵ月で10キロあまり減量**できました。さらに血糖値がだいぶ下がったので、ずっと飲んでいた薬を減らすことができました。

今も減ったとはいえ薬は飲んでいますが、食べたものの記録は引き続きアップして確認しながら、今度はできるだけ身体を動かすような努力も始めたようです。

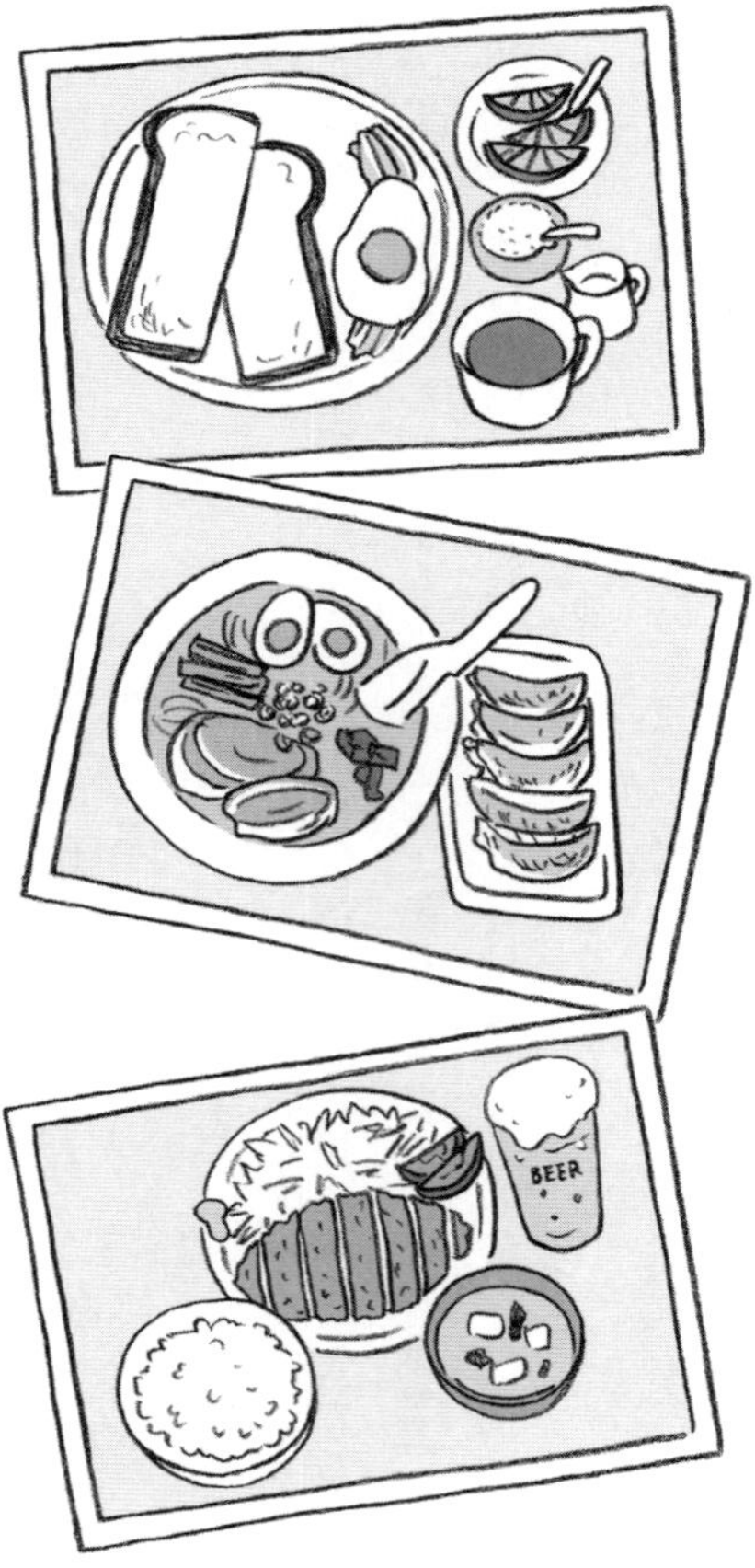

今の生活習慣で太ったのだから、それを変える努力をしてみる

太った人の言い訳で「水を飲んでも太る」「空気を吸っても太る」というのが昔からありますが、あれはウソで、おそらくどこかで食べています。水だけ飲んで何も食べなければ、必ず痩せます。少し前にタイで、中学生たちが2週間ほど洞窟に閉じ込められた事件が起きました。こんな状態で何も食べないと、１００％痩せます。事実、あのとき同行していたコーチはげっそりと痩せていました。

それに近いことをするのが断食道場や断食ダイエットですが、水だけで過ごすと確かに必ず痩せるけれど衰弱してしまう。**衰弱と痩身はまったく違うものです。目的はあくまで元気に痩せること**なので、断食ダイエットでは衰弱しないように必要最低限のものは摂っています。野菜スープや野菜ジュースや重湯やお粥などをうまく取り入

れて、衰弱することなく体重を減らすメニューを考えているそうです。素人が大した知識もなく、1週間も水だけでひたすら我慢したりすると、体重は減っても、風邪を引いたり、どこか身体を壊したり、調子が悪くなることがありますので、**自己流の断食はおすすめしません。**

肥満の人は、脂肪をためている意識がないのが問題なのです。3食きちんと食べて、間食もして、お酒も飲んで、遅い時間にシメのラーメンを食べ、その上、消費カロリーの少ない生活をしているのであれば、絶対に太ります。

まず自身の生活について、**一度立ち止まってどこに問題点があるかをチェックしてみる**のもいいでしょう。そこで、問題になるところがわかってくれば、少しでも改善するようにしていけばいいのです。

中高年以上は、食べるのは「食べたくなったとき」だけにする

今の日本では、朝昼晩の3食をきちんと摂るのがいいとされています。それは正しいようで正しくない、と私は思います。一般的に、「食事の時間が来た」と思ったら、自分が空腹であろうとなかろうと食事をする。これは結局、食べすぎを助長することになります。

私の場合、医者として患者さんに「痩せなさい」と指導する立場であり、自分自身でも健康を維持したいので、それなりに自分の生活にルールをつくっています。

私の生活の基本は、**毎日体重を測って、増えていたら食事を減らす**、自分のいつもの体重になったら、またしっかり食べる、というものです。

ただし、どうでもいいときは食べない。好きなもの、食べたいものだけを食べるようにしています。だから、食べたくないお菓子が目の前にあっても、それがたとえ無

料であっても食べません。

普段は昼食も普通に摂っていますが、ちょうどお昼時に何か用事があったりすると、食べないこともよくあります。私の医院の周辺は商店街があるので、食べようと思えばいくらでも食堂やレストランがあります。しかし、近くにあるラーメン店のラーメンを本当に食べたいのかというとそうでもない。単にお店の前を通った、ちょうど12時だ、今食べないと後で食べられないと思うから食べる。こういうことはよくないと思っています。食べたくなければ、1食抜くこともあります。

逆に、お腹が空いてペコペコというときには、ラーメンでも餃子でも何でも食べます。しかし中高年になると、空腹でお腹が鳴るということが本当に少なくなります。高校生くらいまでは、2時間目が終わったときにお弁当を食べないと、耐えられないほどの空腹になることがありましたが、その年齢は活動量も多いので食べてもよいのだと思います。

しかし、**大人になったら、お腹が空いていないのにお昼の12時になったから食べる、**

お腹はすいたか？

Yes　No

食べたいものがあるか？

Yes　No

＝

今日のランチは食べない！

というのはやめましょう。今、それほどお腹が空いていないなら、１食抜いてみませんか。その代わり、晩ごはんはちょっとしっかり食べるというのもいいと思います。

お腹が空いた、それから食べたいものが見つかったという二つが揃わない限り、私自身は食べないようにしています。

なんとなく時間が来たから、今食べないといけないからという理由で、あまり考えずに食べてしまうことはありません。これが、私が実践していて、患者さんにもおすすめしている食事の摂り方です。

好きなものを食べたければ、他のものを我慢する

身体にたまる脂肪には二つのタイプがあります。

食べ物に含まれる脂肪と、糖質が体内で合成されてできる脂肪です。

肥満を防ごうと思ったら、基本は脂肪と糖質（炭水化物や甘いものなど）を調整することです。

私の場合、美味しいと思えるものは炭水化物以外の方が多いので、お肉や揚げ物など脂肪の多いものを食べたいときには、炭水化物＝ごはんを我慢します。しかしお肉などの好きな料理がない場合は、卵かけごはんも好きなので、炭水化物ですが食べます。

好きな料理があれば、ごはんを我慢する、なければごはんを食べるという優先順位をつけています。洋食では、通常はパンを食べません。その代わりにデザートをいた

だきます。デザートを食べたいがために、パンを我慢するわけです。
要するに、**食事はトータルの量で調整すればいい**のです。優先順位をつけて、何を食べるかを決める。全部食べると体重の増加に繋がるので、注意します。

また、よく患者さんから肥満を防ぐために食べてはいけないものがありますかと質問されることがあります。そういうときには、「食べてはいけないもの、食べたら毒になるものはありません。ただ、食事のペース配分を大事にしましょう」と話しています。

例えばコース料理の場合、出てきたものを気にせずに食べていたら、もし後半に美味しいものが出てきたとしても、その前に満腹になってしまうでしょう。それでも美味しいからとお腹がいっぱいでも無理して食べると、カロリーを摂りすぎるだけでなく、満腹では美味しさも半減してしまいます。

食事をする際には、最も食べたいものをいちばん美味しく食べられるようにペース配分をしましょうと説明しています。

何でも好きなものを食べてかまいません。

最も食べたいものが、あんパンでもコロッケでも、それを食べるために他のものはやめて調整する。

食べすぎにならないように、**トータルのバランスを崩さなければ、何を食べても問題ない**のです。

家で使うのは、オリーブオイルがいい

脂肪を減らしたいといっても、家庭の料理で油を使わないわけにはいきません。家庭で使う油には、最も一般的なサラダオイル、パンなどにもそのままつけて食べられるオリーブオイル、ごま油、さらに最近人気が高まっている亜麻仁《あまに》油、荏胡麻《えごま》油など、さまざまな種類の油が出回っています。ときどき、どの油を使うのがいいかと聞かれるのですが、私がいいと思っているのは、オリーブオイルです。

オリーブオイルには、植物由来のいい効果もたくさんあるので、おすすめしています。サラダオイルや綿実油、大豆油よりは、オリーブオイルの方が身体にいいと思います。

調理する場合にもオリーブオイルの方が、熱で変質しないのでいいでしょう。ちな

みに私は、自宅での調理用に、オリーブオイルと米油を使っています。

ドレッシングや、オイル単体で飲むなど生食用にする場合は、亜麻仁油や荏胡麻油などがいいと思います。

私はここ10年くらい、200gくらいのプレーンヨーグルトに、黒ごまのペーストと亜麻仁油を加えたものを朝食に食べています。それに紅茶を飲むだけの至ってシンプルな食事です。

オリーブオイルの値段はピンからキリまであって、エクストラバージンオリーブオイルと書かれていても、数百円から数千円という幅があります。いったいどれがいいのかと迷ってしまうこともあるでしょう。しかし、あまりに安価なオリーブオイルは化学物質が混ぜられていたり、品質が悪いものであったりするようなので注意してください。

選び方にも諸説あるようですが、私は次のようなことに注意して選んでいます。

まず光に弱いオリーブオイルの性質を考えると、濃い色で光を遮《さえぎ》るボトルに入っている方がいいでしょう。オーガニック認証マークがあると安心して購入できます。他

オリーブオイル豆知識

- オリーブオイルに含まれるオレイン酸は、悪玉コレステロールを減らし、善玉コレステロールを維持してくれる。熱にも強いので、加熱調理に使っても大丈夫。
- オリーブオイルの中でもエクストラバージンオリーブオイルは、オリーブを搾って濾過しただけのもので、酸度が0.8％以下。味、香りともによく、オリーブオイルの最高クラス。
- オリーブオイルは収穫後すぐに製造されたものが高品質とされているので、製造年月日を確認し、開封したらできるだけ早く使い切ること。

にも酸度や収穫時期、原産国などがラベルに書かれているかをチェックします。非加熱か低温で処理されたコールドプレス製法でつくられていればいいものだと判断します。

どうせ摂るなら、**できる限り品質のいいオリーブオイルを選びましょう。**

脂肪の燃焼も期待できる赤ワイン

少し前に赤ワインに含まれる「ポリフェノール」が話題になって、メタボ解消には赤ワインだといわれた時期がありました。

特にブドウの皮に多く含まれているポリフェノールの一種が、脂肪の吸収を抑えるかもしれないといわれ始めました。ただ残念なことに、どれだけ脂肪が減るかという確かなエビデンスがまだありません。

しかし、私の個人的な意見では「ワインは身体にいい」と思います。**特に赤ワインはポリフェノールが含まれていて、中でも色が濃く、渋い赤ワインほど、タンニンとポリフェノールが多い**ので個人的にはおすすめしています。脂肪を気にしている方は、お酒を飲むなら赤ワインを飲むといいでしょう。しかし、お酒を飲めない人にすすめるわけにいかないので、私はワインの「ツメ」をつくることをすすめています。

「ツメ」というのは、赤ワインを煮つめたものに、私がつけた名前です。私はワインが好きなのでときどき飲むのですが、たまにワインの飲みかけがグラスに残っていたり、ボトルの底に残っていたりすることがあります。こういうものは、翌日まで置いてしまったら、美味しくなくなってしまいます。これらを、瓶などに集めておき、時間の余裕があるときに3分の1くらいに煮つめてしまいます。そうすると、火を入れるのでアルコール分は飛んでしまい、水分も減って、最終的にワインの濃縮エキスができあがります。

こうして濃縮すると日持ちがするので、カレーや肉じゃがをつくるときに入れたり、すき焼きの割り下代わりに使ったり、シチューにも必ず入れます。レトルトのカレーにも少しだけ加えて混ぜると味がぐんとよくなります。なにより身体にいい、ポリフェノールが補給できます。しかもアルコール分は飛んでおり、お酒の弱い人でも心配なくいただけるので、患者さんにもすすめています。

ポリフェノールが動脈硬化の予防になることは事実ですし、脂肪の燃焼も期待できます。赤ワインから手軽にポリフェノールを摂る方法がこの「ツメ」です。

食事は基本的にゆっくり食べる

食事をするとき、出てきた料理を見て「美味しそう」と思うと、お腹が急に鳴り出したりすることがあるでしょう。舌で味わう前に目で食べるといわれる所以《ゆえん》です。体重を減らすための基本は、身体を動かすことと食べるものを減らすことです。食べるものを減らすのは難しそうに思えますが、実はそうでもありません。食事というものは、**満足感さえあれば量を食べなくても満たされます。**

早食いは満足感を覚える前に満腹になるので、「わんこそば」のような素早く一気食いするメニューなら、いくらでも入ります。その反対にゆっくりと食べれば、少量でも満足することができます。

そこで、基本的に**ゆっくり食べること。そして目と脳をうまく誤魔化《ごまか》すこと**が大事です。

和食の懐石料理がおすすめなのは、薄味で植物性の食材が多く、さらに栄養のバランスがいいというところにあります。しかし、それ以上に少量の材料を和え物、煮物、焼き物など、味や見た目をいろいろ変えて、器や趣向を楽しみながら食べることができる点にあります。

例えば5000円の8品ある和食コースだとしたら、先付け、前菜、酢の物、煮物、揚げ物、魚介のメイン料理、ごはん、水菓子くらいのメニューだと思いますが、全部を一つの松花堂弁当につめたら、楽に入ってしまう量でしょう。それがコースでは、1品を出されて次をまた出されるまでに、少し時間が空きます。そうすると、最初は「たったこれだけか」と思ったものが、全部食べ終える頃には、けっこうお腹がいっぱいになっています。時間で誤魔化されるわけです。

逆にいうと、1000円程度の松花堂弁当を買ってきて、ひと皿ずつに盛って、順番に食べればいいのです。お弁当だったら10〜15分で食べ終わってしまうけれど、ひと皿ひと皿食べると時間がかかります。

また、大きなお皿の真ん中にお芋が二つ盛りつけられていると、小さなお皿に、ぎゅうぎゅうつめられているより、見た目の満足感が大きくなります。

そこで、できたらよい器を買って、大きなお皿に少しずつ盛ってみます。お弁当のおかずも全部バラバラにして、品数を増やして目で脳を誤魔化すと、たったお弁当1個でも、5皿、6皿になって気持ちとして満足できます。

お皿などの洗いものは増えるかもしれませんが、目は楽しめるし時間もかかります。そうすると、量が少なくても満足感は得られます。

例えばコンビニの冷し中華は、ペラペラしたプラスチック容器に入っていますが、家に持ち帰って大きな器の真ん中に盛りつけて、トマトなどを冷蔵庫から出して切ってのせる。そうするだけでも、満足感が全然違ってきます。

普通、冷し中華だけでは足りない気がして、ついおにぎりも買いたくなりがちです。しかし、お皿に盛りつけるだけで、見た目で満足する。要は、目で脳を騙すのです。

盛りつけ一つで食事制限ができるのであればやってみる価値はあると思います。

第5章

これならできる、三つの脂肪を減らす運動法

自分の後ろ姿を見てみる

人は朝起きて洗顔するときや、手を洗うときに自分の顔をおそらく毎日見るでしょう。自分の正面や横の姿も、鏡やショーウインドウなどに映ったとき、なんとなくチェックしていたりするかもしれません。ところが、自分の後ろ姿はほとんどの人が日常的に見ることはありません。

あなたは自分の後ろ姿を見たことがあるでしょうか。もし、見たことがないようなら、ご家族に頼んで、**あなたの後ろ姿を写真に撮ってもらいましょう**。スマホなどの簡単な写真で大丈夫です。さらに、その写真をよく見てみましょう。できるだけ客観的に、です。

実は後ろから見ると、本当に年齢がはっきりわかります。姿勢や立ち方、腰の肉の付き具合など……。裸で撮った後ろ姿がいちばんいいですが、裸で撮るのはなかなか難しいので、服を着た後ろ姿を撮ってもらいましょう。その写真を見せられると、ほとんどの人が「こんなはずじゃない」「私、こんなにみっともないのか」とガッカリするようです。

後ろ姿は、リアルなその人の姿が見えてしまうのです。多くの人が本当に愕然《がくぜん》としてしまう。実は、それがいいのです。それがまず大事なのです。

次は、できれば後ろからの動画も撮ってもらいましょう。若くはつらつと歩いているつもりでも、後ろ姿は意外に肉がついて老いて見えます。

要するに今の自分を知ること。自分の現状を知ると、脂肪を減らす、痩せるということへの前向きな気持ちが生まれてくるはずです。

「敵を知り、己を知れば百戦危うからず」ということです。それが、脂肪を減らす第一歩になります。

まずは歩くことから始める

脂肪を減らす＝痩せるためには、食事制限と身体を動かすことがとても大切ですが、これまで意識して運動をしていない方は、身体を動かすということを億劫《おっくう》に思いがちです。

そこでまず、無理のない身体の動かし方として最もおすすめしたいのが、歩くことです。

「いや、昔は運動系の部活に入って選手でバリバリ活躍していたから、ランニングだってできる」などと考えてしまうと、どうしても無理をしてしまいます。

ある程度高齢になった人は用心しているので、最初から走るようなことはしないのですが、40歳くらいの元スポーツマンなどという人は、自分の今の状況を考えずに、最初から長時間走って、心臓に負担をかけ、関節を痛めてしまいがちです。運動を日常的にしていた学生時代からはもう数十年経っているのに、そのときの気持ちで身体を動かすと、これまでのブランクが相当あるので、身体を壊しかねません。

無理は禁物です。普段運動をしてこなかった人は、ゆっくり、無理なく始めるのが基本です。**安全性を考えて、まずは歩くことから**始めましょう。

1日にどのくらい歩くのがいいのかというと、7000歩くらいです。7000〜8000歩がちょうどいい量で、1万歩も歩くと夜の脚のハリや翌日の関節の不快感など、ちょっとしたマイナス要素が出始めます。

歩数計が発売され、1日1万歩歩こう、などとよく耳にしますが、実は根拠はなく、何となく語呂がいいからというのが理由でしょう。実際には**7000歩くらいが、健康を維持するために中高年がする運動量としては、適切**だと私は思います。ただし、どこかが痛くなったりしたら、歩きすぎと思って、減らしてください。

どうせ歩くなら、効率よく歩いた方がいいでしょうとよくいわれます。もちろん同じ時間、同じ距離を歩いたときの効率を考えれば、エクササイズウォーキングというのがベストです。インターバル歩行というのはその次に効果があるもので、速い・遅いを繰り返して歩くので負荷をかけやすく、負担が少ないウォーキングといわれています。あるいはスキーのストックのような器具を使ったノルディック歩行にしたら、転倒も予防できますし、上半身も使えるなど、運動効率のいい方法はたくさんあります。

しかし、なにはともあれ、歩くか、歩かないかです。いろいろと能書きを並べて座っているよりは、どんな方法でもいいから歩きましょう。**まず立ち上がり、とりあえず歩きましょう**ということです。

最近は歩数計でなくてもスマホで記録ができるので便利です。毎日どのくらい歩いたかをチェックして、歩くモチベーションを高めましょう。ただし、スマホの機能で歩数カウントから何カロリーを燃やしたという記録を見るのはあまりよくない。というのは、歩いた程度では、その消費カロリーはあんパン1個のカロリーより少ないので、気分が萎えてしまうからです。

単に5000歩を歩いた、ちょっと足りなかったということだけを見るようにして、

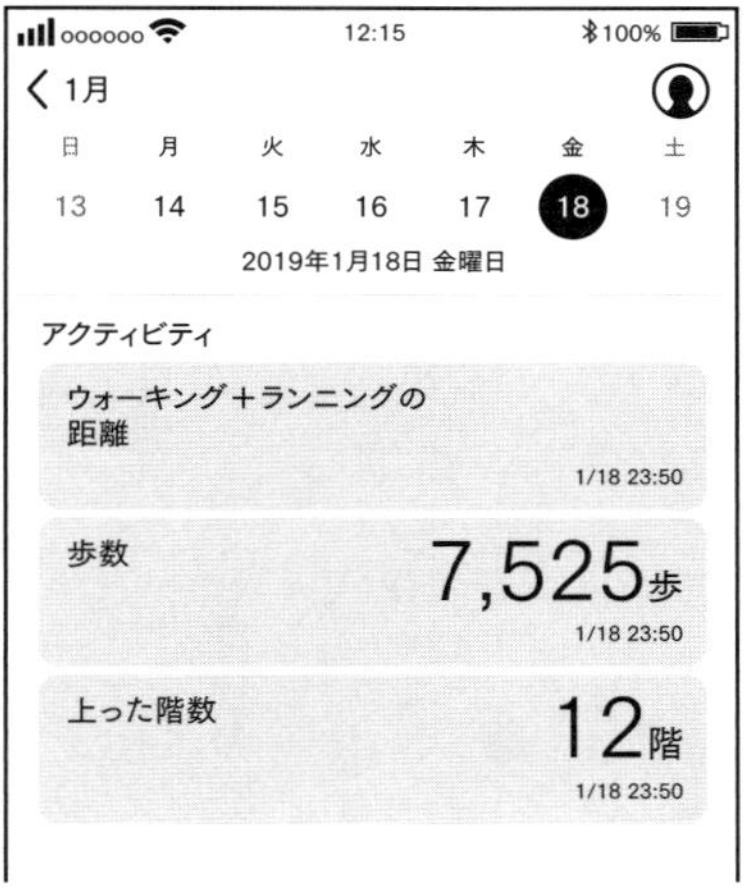

完全に消費カロリーとは切り離しましょう。

まずは体重計と歩数計（またはスマホ）を揃えて、今の自分の体重と運動量を把握しましょう。そうして運動量が足りないということを自覚したら、どんな方法でもいいから、少しでも歩く。連続でなくてもいいし、強度を上げる必要もないので、とにかく一定量を歩くようにしましょう。そうすると歩きグセがついてきます。どうしても歩数が足りなかったら、家に帰って部屋の中をグルグル歩いてもいいのですから。

走れるなら、1週間で10㎞を目標にする

もし、走ることも無理なくできそうだと思うのなら、走るのもいいでしょう。誰も仲間がいなくても、いつでも自分の好きな時間に、家の周辺を走るだけでいいので、気軽にできます。

最初から、毎日最低でも10㎞は走るなどと遠大な計画を立てて、自分にプレッシャーをかけないようにしましょう。毎日10㎞走ろうとすると、1時間以上かかり、だんだん億劫になってきてしまい、今日は体調が今ひとつだから、雨が降りそうだからと、自分への言い訳ばかり考えて、結局走らない日が続いてしまいます。すると今度は、もうこんなに長い間走っていないからダメだと諦めてしまい、身体を動かすという最初の目的さえなくなり、結局は何もしない日常に戻ってしまいます。

走ろうと決めたら、最初から自分が無理なくできる計画を立てましょう。例えば、仕事のある月曜から金曜は少なめ、週末の土曜・日曜には多めに走るという具合です。1日に5㎞走るのは、アスリートと同じくらいの負荷がかかるので、そこまででなくてもかまいません、「少し頑張ればいい」という程度で十分なので、まずは走り出してみましょう。

ウイークデイは毎日500m〜1㎞、週末にちょっと頑張って2〜3㎞というような距離にして、**1週間でトータルすると10㎞くらい走る**のが、メタボ気味の人には適度な運動量といえます。

最初はそのくらいから始めて、**だんだん慣れてきたら、少しずつ距離を伸ばしていけばいい**のです。人間は毎日続けていれば、徐々にその状況に慣れる生き物です。

とりあえず**3ヵ月は続ける**と決心して始めるのもいいかもしれません。**3ヵ月続ければもうそれは十分習慣になっています。その後はひたすら続けること**です。

「時間がない」は、言い訳

肥満気味の患者さんには、できるだけ1日1時間は歩くようにアドバイスしていますが、必ずしもみんなが素直に「やります」というわけではありません。だいたいの人の反応は「えぇ～、1日1時間も歩けません」というもの。

確かに、1時間通して歩くというのは、なかなか時間を捻出しにくく、難しいでしょう。しかし、少しずつ時間を見つけて歩くことは意外に簡単です。そう、**1日のトータルでいいので、隙間時間を有効活用して歩く**のです。

例えば、通勤時間があります。自宅から駅まで10分歩き、駅の中の移動や乗り換えに5分、駅から会社まで5分歩くとしたら、約20分は歩いているでしょう。それなら帰りも含めれば、おおよそ1日40分は歩いていることになります。ということは、あと残り20分歩けば、1日1時間は意外に簡単に達成できます。

いちばんよくないのは、自分がどれだけ歩いたかを確認しないことです。スマホが記録していてくれても、見ないのでは意味がありません。毎日チェックしましょう。今日は歩数７０００歩、距離は４㎞歩いていた。「そうか、あそこで頑張ったから、この数字が稼げた」と日々、自分の行動を振り返れば、どのくらい歩けるかがわかってきます。**自分に課した歩数と距離が稼げたときには、大きな達成感が得られる**でしょう。自分で日々身体を動かした記録を管理していくと、目標をクリアできたときの快感が、今後も継続するための大きなモチベーションになります。

身体を動かすために１日１時間歩くのは、わずか数ヵ月で終わりというものではありません。脂肪を減らして肥満によるリスクをできるだけなくすために、**歩けるうちはできる限り続ける**ことが大事です。そのためにも、毎日の生活の中で日々小さな達成感を得ながら、楽しんで続けていく方が絶対にいいでしょう。苦行は続きませんから、**歩くことも歩数の記録も楽しんで**続けていきましょう。

階段を積極的に利用する

繁華街に出ると、高齢の人はもちろん、若い人もよくエスカレーターやエレベーターを利用しています。

私は、基本的にエレベーターとエスカレーターは使いません。東京タワーのような高層の建物は別にして、一般的なビルは、せいぜい5~8階建てでしょう。5階ぐらいの高さなら歩いて上るのも苦ではないし、エスカレーターを使うより、階段を上った方が速いでしょう。

今の社会は、ほとんどの公共の場所がバリアフリーになっていて、身体の不自由な人には優しくなっています。車椅子の人はエレベーターがないと移動できないし、膝が痛い高齢者にはエスカレーターやエレベーターがあると、本当に助かるでしょう。

しかし、一般的な健常者の人がこれらを使うと、身体を動かす機会を奪われてしまいます。**階段はどこにでもある無料のジムと思って、積極的に利用**しましょう。

例えば、会社の中の移動には、エレベーターを使わないと決めます。違う階の他の部署に行くときも、せいぜい2～3階上り下りするだけでしょうから、階段で移動します。もちろん出勤時も退社時も、ビルの出入り口までは階段を使います。

これだけでも、ずいぶん運動量が違ってきます。毎日利用する場所に階段があれば、積極的に利用すると決めると、１週間の運動量が大幅にアップします。

もう一つ、私も実践していておすすめしたいのが、電車ではできるだけ座らないということ。私はほとんど座らないのですが、若く元気そうな人でも座りたがる人が多いのには驚きます。

立って電車に乗っていると、揺れるところで身体のバランスを取るのが上手になり、足腰も鍛えられます。ほとんどの時間を座って仕事をしているならなおさらです。座る時間が長いと寿命が短くなるといわれているので、**健康に長生きするためにも、階段の利用と電車で座らないことを心がけてみてください。**

マンションの階段も利用する

マンションに住んでいる人も多いでしょう。多くの人はエレベーターを使っていますが、朝の通勤通学時間帯などは、たくさんの人がエレベーターを利用し、なかなか来なくてイライラすることがあるかもしれません。こんなときは階段を使ってみましょう。

先日、来院した、あるマンション住まいの患者さんは、**マンション内にある階段を積極的に利用している**といいます。その人は16階に住んでいて、週3回は階段を往復しているそうです。年齢は60代半ばくらい。ある程度の年齢の人でも日常的にできる、とてもいい方法だと思います。

階段を上り下りするだけなら、マンションの中なので暑くもないし、雨にも濡れないので、**トレーニングジムが自宅にあるのと同じ感覚**で気軽にできます。気が向いたときに、普段着のまま、ちょっと1階まで下りてまた上ってくる。

大雨だろうと多少風が強く吹いていようと、思い立ったときにトレーニングできます。階段という無料のジムがあれば、わざわざ会費を払って、スポーツクラブに入る必要もなくなるでしょう。もし3階くらいに住んでいて、1往復では足りないようなら、何度か往復すればいいでしょう。

高層マンションの上の階に住んでいる人も、階段を使ってみましょう。全部上り下りするのが難しいようなら、できるところまで上ったり下りたりして、疲れたらその階からはエレベーターを使えばいいのですから。運動になるだけでなく、非常時にいきなり階段を利用するのはなかなか難しいので、災害時の予行演習ができます。

ラジオ体操は毎日する運動としては秀逸

ほとんどの人が学生時代に必ず行っていたラジオ体操第一と第二。久しぶりにやってみるとわかりますが、しっかりこの体操をするとかなり息が切れて汗をかきます。子どものときにやっていたラジオ体操は、意外に力を抜いているものです。それをきちんと真面目に指の先まで神経を使って身体を動かすと、ものすごい運動量になります。きっちりやると、けっこうハードな体操なのです。

ラジオ体操は、そもそも子どもから高齢者まで誰でも、やりようによっては無理なくできるように設計されていますし、身体の各部位の筋肉を全部うまく使うようにできています。体操としてバランスもよく、負荷もほどほどなので、**ラジオ体操第一だけでなく、第二までやると、それだけで十分な効果がある**でしょう。

また先日、ゆっくりとしたスピードで体操をするスローラジオ体操という方法を知ったのですが、これもおすすめです。ラジオ体操は腕を動かしたりするときに、かなり反動を使って動かしているので、ゆっくり行うともっと筋肉に負荷がかかります。

しかし、ベストであるように思えるラジオ体操にも欠点があります。それは終わりの方になると息が上がってしまうことです。太極拳やヨガのような正しい呼吸をしながらラジオ体操ができれば、さらに理想的でしょう。

夏休みの早朝、町内会や小学校でラジオ体操をしていますが、実は寝起きで頭があまり起きていないときに、体操をするのはよくありません。せめて起きてから1時間経ったくらい、頭が起きてからにしたいものです。

朝の始業時にラジオ体操をしている会社がありますが、できればあのくらいの時間帯がちょうどいいでしょう。

今は、インターネットの動画サイトやラジオ体操のCDもあるので、自分のちょうどいい時間、落ち着いた時間、例えば、**朝食後の一段落した頃に体操をするのがいい**でしょう。

ラジオ体操は**脂肪を燃やす運動としても効果がありますが、柔軟性を養うのにもいい**でしょう。

特にロコモティブシンドローム（運動器症候群）の心配がある女性は、転んで骨折して寝たきりになるのを予防する意味でおすすめします。

その理由は、飛んだり跳ねたりする動作が入っていること。一般的にある程度の年齢になると、ジャンプをすることは1日1回もないでしょう。しかし、ラジオ体操を1セットすると、2～3回はあります。

それにラジオ体操は、誰でもできます。小さい頃にやったことがあり、ほとんどの人が覚えているので、わざわざ習う必要もありません。CDを買って昼休みに会社でしたり、自宅でネット動画を見ながら身体を動かしてみてください。

目標を達成できたときのご褒美ルールをつくる

脂肪を落として、痩せる。痩せたらそれを維持する。これらはおそらく一生続くことです。ちょっと油断するとまた体重が増える。また減らす。でも、ときどき無性に甘いものや揚げ物など、高カロリーのものが食べたくなる……人間なら誰しもそういう思いに苛《さいな》まれることがあります。

長いスパンで、どうやって自分と闘っていくか。人間はそんなに強くないので、あまり自覚なく行動していると、すぐに挫折してしまいます。

そこで、長い闘いをできるだけ楽しくやり遂げるためには、例えば今週4万歩歩くという目標を立てたとして、それが達成できたら、食べたくても我慢していた何かを許すなどのルールをつくりましょう。

人間は餌に釣られるので、今週の**目標を達成したら週末は大好きなものを食べてよいなどというルールがあると、意外に頑張れる**ものです。

50代の女性の患者さんですが、メタボ診断で結果が悪く、MRI検査でも内臓脂肪や第三の脂肪（異所性脂肪）が見られました。

もちろん、血糖値もコレステロール値も高く、血圧も高いという心配な状況でしたが、食べるのが大好きで、なかなか食欲をコントロールできませんでした。かなり肥満が進んでいたので、食事を見直し、身体を動かすように指導し、1週間で3万歩歩くように伝えましたが、数ヵ月経っても結果は芳《かんば》しくなく、体重も減らず横ばいの状態でした。

そこでアメとムチ作戦で、1週間に3万歩以上歩いたら、大好きなケーキを1個食べていい、1週間3万歩を4週間達成できたら、大好きな天ぷらを食べていいというルールを決めて、普段の食事と運動を頑張ってもらいました。

最初はなかなか結果が出ず、1週間に3万歩歩いても、体重はほとんど減りませんでしたが、検査の数値はいくぶんよくなってきていました。

その後、本人に聞いたところ、旅行に行ってたくさん食べてしまったり、親戚の集まりで美味しいものがいっぱいあったので、つい手を出してしまったりして、もういいやと〝やけ気味〟になったときもあったとのことでした。

それでもいいから、食べたものを記録してくださいと伝えて、自分で自分の食べたものを自覚してもらいました。

すると少しずつ痩せ始めて、今は7kgくらい体重が減りました。最近は、だいぶ自分で食事の管理ができるようになったので、食べすぎた翌日は食事の量を控えたり、あまり食べたくないときは1食抜いたりするなど、自身の食べたい気持ちをうまくコントロールして過ごしているようです。体重計も新しいものを買って、**毎朝、体重を測って反省したり、順調なときは自分にちょっとご褒美をあげたりして、楽しんで続けている**ようです。

地方の人は東京で暮らすと痩せる

東京の人は日本の中でも平均寿命が長い傾向にあります。もちろん医療レベルが高く、救急搬送がスピーディなことや優秀な大学病院が多いのもありますが、それ以外で考えられるのは、地方都市に比べてクルマを使わないことでしょう。交通網が発達しているのもあるでしょうが、どちらかというと**東京の人の方が地方の人よりよく歩く**と思います。

転勤で地方から東京に来た人が何人も来院されるのですが、「東京に来てからどうですか?」と聞くと、「痩せた」という人が多いのです。慣れない土地に来たストレスもあるかもしれませんが、地方にいたときにはたった100m先のコンビニに行くのにもクルマで行っていたそうです。

地方は家にクルマが最低1台、中にはひとりに1台ある家庭もめずらしくなく、道も広くて、店には必ずパーキングスペースがあります。逆に東京では、駐車場を借りるのが高いのでクルマは経費がかさむ上、店にはパーキングスペースがほとんどない。それでもちょっと歩けばコンビニや飲食店がたくさんあるので、不自由はしません。

通勤・通学・買い物も東京では鉄道網が発達していて便利なので電車を利用します。地下鉄の中には、階段をいくつも下りて、また上ってというように、乗り降りだけでもかなり歩いたり、階段を上り下りしたりしなくてはならないものがあります。

路線を乗り換えることも多いので、それだけで毎日、8階分の階段を上っているのと同じくらいになります。地下の深いところにある路線だったら、もっと多いかもしれません。それで、気がついたら、東京に来てから痩せたということのようです。

地方の人もルールを決めて、例えば1㎞以内は歩くことにするといいでしょう。1㎞は歩くと10分くらいなので楽に歩ける距離です。

10分で行けるところは歩いて行くと決めて、後は実践あるのみです。

自転車に乗るのもいいが電動アシストには要注意

日常的に自転車に乗る人はかなりいますが、**自転車もしっかり漕いで乗ればけっこうな運動量になります**。子ども連れのお母さんが、前にひとり、後ろにひとりという態勢で、自転車に乗っているのをよく見かけますし、駅前はどこも自転車であふれていて、多くの人が気軽に利用しています。また、お洒落な自転車もたくさん見かけるようになりました。自分で組み立てたり、ウエアも特別なものを買って揃えたりと、自転車に乗ることそのものを楽しんでいる人も見るようになってきています。

自転車に乗ることはもちろんクルマよりいいのですが、最近は一つ大きな問題があります。それは電動アシストのタイプが増えていること。電動アシスト自転車が増えることが問題なのではなく、問題なのはその乗り方です。

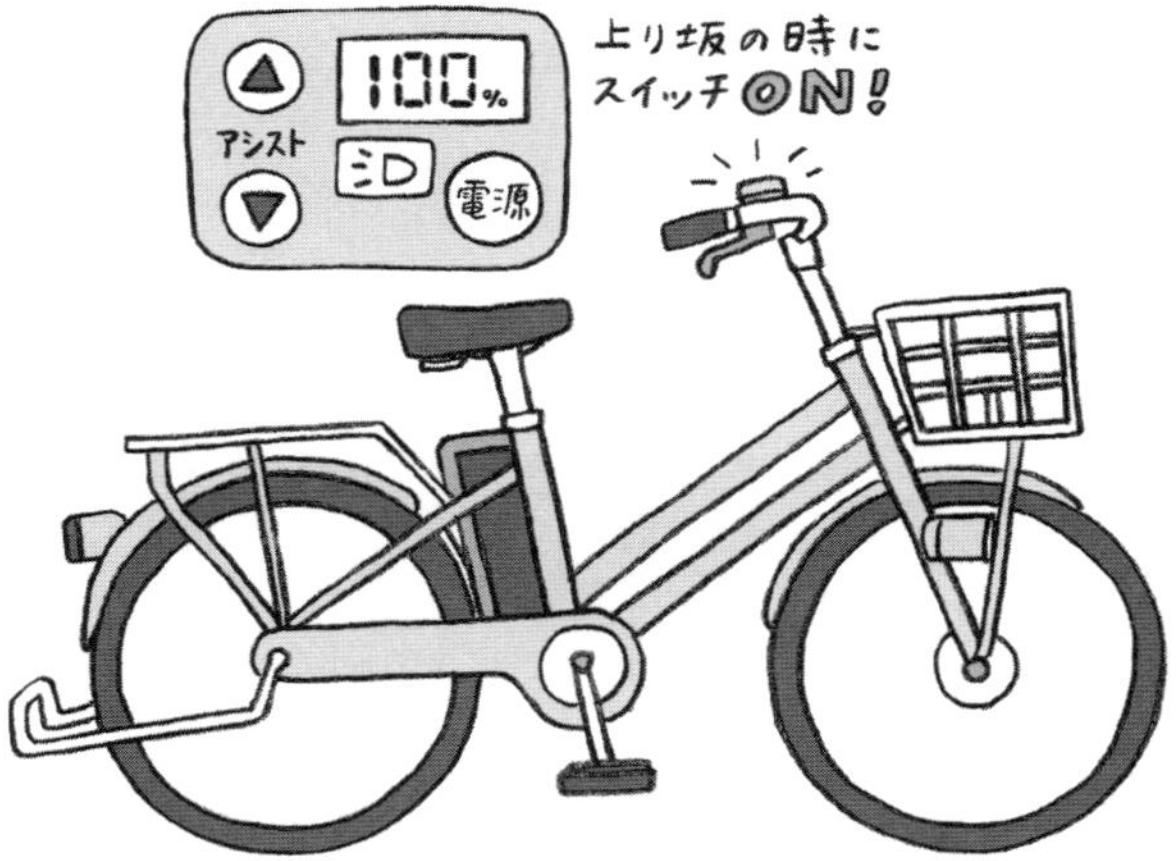

電動アシスト自転車は、上り坂などでペダルを漕ぐのが重いときに、軽くなるように電気モーターが力を貸してアシストしてくれるものです。スイッチを入れると、アシスト機能が作動します。しかし最近は、このスイッチを常に入れて乗っている人が多いようです。これではモーターで動く電動自転車で、楽ができる分、乗っていてもほとんど運動になりません。

私もたまに自分の医院まで自転車で来るのですが、電動アシストのスイッチは簡単に切り替えられるので、普段はスイッチを入れずに走っています。そうして、上り坂に来たらスイッチを入れ、下りになったらまた切る。そうすることで充電も3倍ぐらい長持ちします。

そもそも当初、電動アシスト自転車が開発されたときのコンセプトは、急な上り坂などでも楽に乗れるようにということだったはずです。

ということで、**健康のために自転車に乗りましょう**。アシスト付きでもスイッチを切って、漕げるところまでは自分の脚でしっかり漕ぎましょう。そうすれば、運動のためにはかなりいい道具になります。気候のいい季節は自転車に乗っていると気持ちがいいので、楽しく走れます。風を受けて走るのは爽快ですし、楽しく運動できるのに越したことはありません。

第6章

脂肪をためないために
スーパー町医者からの提言

毎日、できれば朝、体重を測る

私は毎日、体重を測ることを習慣にしていますが、**測る時間は朝**に決めています。朝起きてすぐ、もしくは朝起きてトイレに行ってすぐの状態を基本にするのです。すると、朝ごはんを前にしたときに、体重が増えていたから、今日はパンを1枚だけにしよう、ランチは軽いものを選ぼう、歩くのを増やそう、などと調整して一日をスタートできるからです。

とはいえ、みなさんの生活の中ではいろいろなつきあいがあったり、やむをえない用事で会食が続いたりすることもあるでしょう。体重が増えているけれど、食事の量を調整したり、運動量を増やしたりしにくい場合は、その日中に何が何でも修正しなければ、と考えると大変です。**数日から1週間くらいのスパンで、少しずつ食事の量を減らしたり、運動量を増やしたりして、体重を元に戻す**ようにしましょう。

このように体重を毎日測ることで、食べすぎたなと思ったらやはり体重が増えている、またはここ数日、頑張ってあまり間食をしないようにしたら、少し体重が減ったなど、結果を見て反省したり励みにしたりできます。

これは毎日体重を測っているからこそです。しかも、毎日測るという行為だけで、体重コントロールのモチベーションになります。

病院で受ける健康診断は年1回程度でしょう。健診任せにしてしまい、1年経って実は5kg増えていましたというのはどうなのでしょうか。**せめて週1回、できれば毎日、体重を測る**ことで、生活習慣をどうしようかと思うことが大切なのです。

体重は寝る前に測るよりは朝測った方がいい。できるなら、大小の排泄を済ませて、しかも朝食前に、これが最も自分の素の体重に近いという状態で測りましょう。これは本人がいちばん体重が少ないと思っている状態です。それでもこの体重なのだと再認識して、自分の実状を把握することが大事です。

以上は、太り気味の患者さんにアドバイスすることですが、私が真剣に「絶対に痩せないといけない」と指導する患者さんもいます。

膝が悪く杖をつきながら歩いている人、脳梗塞や心筋梗塞を起こした人が多いのですが、本当は脳梗塞や心筋梗塞を起こす前に痩せてほしかったと思っています。

脳梗塞、心筋梗塞というのは、また発作が起きるので危険です。なぜなら1本の血管だけがたまたま硬くて、たまたまつまるということは通常はありえないので、1本つまるということは、全部の細い血管まで悪くなっているということだからです。しかも心臓の血管がつまった人は脳の血管もつまりやすい人ですから、とても危険な状態です。一度でもこういった症状が出た人は、本気になって痩せる努力をしてほしいと思っています。

孤独な闘いでは続かない

患者さんの中には食事管理や運動量を増やすなど、体重を減らすために頑張っているのだけれど、なかなか体重が減らないなど結果が出ないことを訴える人がいます。そういう人にはもちろん、来院される度に励ますのですが、私は結果を見て「じゃあもうちょっと頑張りましょう」ということくらいしかできません。いつも側にいるわけではないので、その度に歯がゆい思いをしています。

患者さんがひとりで頑張るのは本当に孤独な闘いでしょう。少しずつでも体重が減ったり、それに伴って血糖値やコレステロール値が下がったりするなど、明らかな変化が起きれば、患者さんのモチベーションが上がるのでしょうが、結果が今ひとつよくなかったり、何も変化がなかったりするとどんどんやる気が失せてしまいます。

そういう事態を招かないように、できれば**ご家族や友人に、サポーターになっても**

らうことをおすすめしています。

例えば、1日に1時間は歩くと決めていたり、晩ごはんにビールは1本だけと決めていても、人間は自分に甘いので、今日は疲れたから歩くのは明日にしようとか、ビールが美味しいし、今日は贔屓《ひいき》の野球チームが勝ったからもう1本いいだろうとか、すぐに特例を許してしまいがちです。

これをいつも許していたのでは、食事の管理も体重の減少も望めません。そういう自分に甘い特例をシビアに指摘してくれるのが、身近な人達の存在なのです。

例えば「今日はもう歩いたの?」「そろそろ歩きに行く時間でしょ」などと家族にいわれたら、自分だけなら何かと言い訳をして、やらない理由を見つけようとしてしまう人でも、「そうだった」と思い直して、とりあえず玄関から外に出る気になるでしょう。

食べすぎや飲みすぎも同様です。「もう少しゆっくり食べたら」とか「それは半分にしておいたら」とアドバイスしてもらうだけで、飲み食いする手が止まるかもしれません。

ただし、見守る方にも注意が必要です。家族はどうしても、キツい口調になりがちですし、指摘された方もついつい普段の調子で「うるさい！」などといい返してケンカになってしまう場合もあるかもしれません。

そうならないためにも、サポーターを頼まれた人は、できるだけ冷静に、ソフトないい方で、指摘してあげてください。決して責めるような話し方をしてはいけません。いわれた相手が素直に聞けるように、工夫しましょう。

ひとり暮らしや、すぐ側でいろいろと指摘してくれる家族がいない人は、誰か仲間をつくるのもいいでしょう。ご近所に住む同年配の人や隣近所の人など、すぐに会えて状況がわかっている人なら、誰でもかまいません。同じように食事の管理が必要だったり、体重を減らす必要があったりするなど、状況が似通っている人なら、励まし合えたり刺激し合えたりするのでベストです。

ご近所にそういうお仲間が見つからない人は、ＳＮＳなどでお仲間を募るのもいい

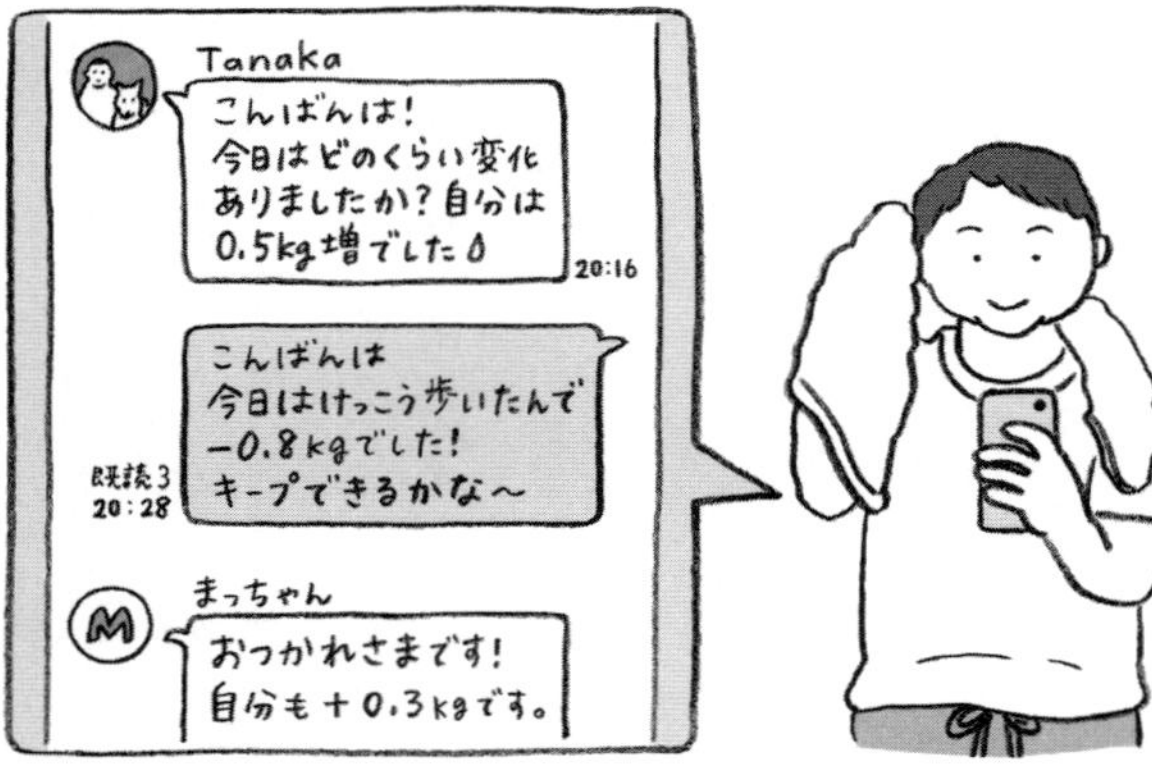
Tanaka
こんばんは! 今日はどのくらい変化ありましたか? 自分は0.5kg増でした
20:16
こんばんは 今日はけっこう歩いたんで−0.8kgでした! キープできるかな〜
既読3
20:28
まっちゃん
おつかれさまです! 自分も＋0.3kgです。

かもしれません。いずれにしても、食べることや体重の管理は、生きている限りずっと続くことですから、あまり生真面目に考えすぎて、自分を追いつめてもいけませんし、甘くなりすぎるのもよくない。

そういう意味でも、ひとりで孤独な闘いを続けるのではなく、**身近な人やお仲間に優しく、ときには厳しく見守ってもらう**のがいいでしょう。

痩せる中毒になってはいけない

私の医院に通っている患者さんには、当然ですがいろいろなタイプの人がいます。普段は診察時に「病気を治すためにも痩せましょう」とお話しすることがよくあります。その中で本当に驚くほど痩せた極端なタイプの患者さんもいます。

いろいろなタイプの患者さんを見て実感しているのは、本当に心から痩せようと思えば、意外に簡単に痩せられるということです。しかし逆にどこまで体重を落とせばいいのか、到達するところが見えないのも困るので、最近は、痩せてほしいけれど、とりあえず◯kgまで減らしたら、そこで減量するのはやめていいと伝えています。

先にゴールラインを決めましょう、だから痩せすぎないでくださいといっています。痩せる中毒になってしまう人もいるので、それもまた困りものです。

痩せて半分の体重になった男性もいる

その患者さんは、40代後半くらいですが、とにかく太っていました。小太りなどというレベルではなく、日本製の体重計で測れる上限の120kg近くもありました。そのせいで脂肪肝や中性脂肪が多いなど、年齢のわりにいろいろな健康上の問題を抱えていました。

通院を始めた当初は、痩せましょうと伝えたにもかかわらず、ほとんど体重の変化はなく、横ばい状態が4～5年続いていました。

ところが、何があったのかわからないのですが、本人に思うところがあったようで急にやる気スイッチが入ったらしく「ちょっと頑張ってみます」といって、本当に頑張って痩せ始めたのです。

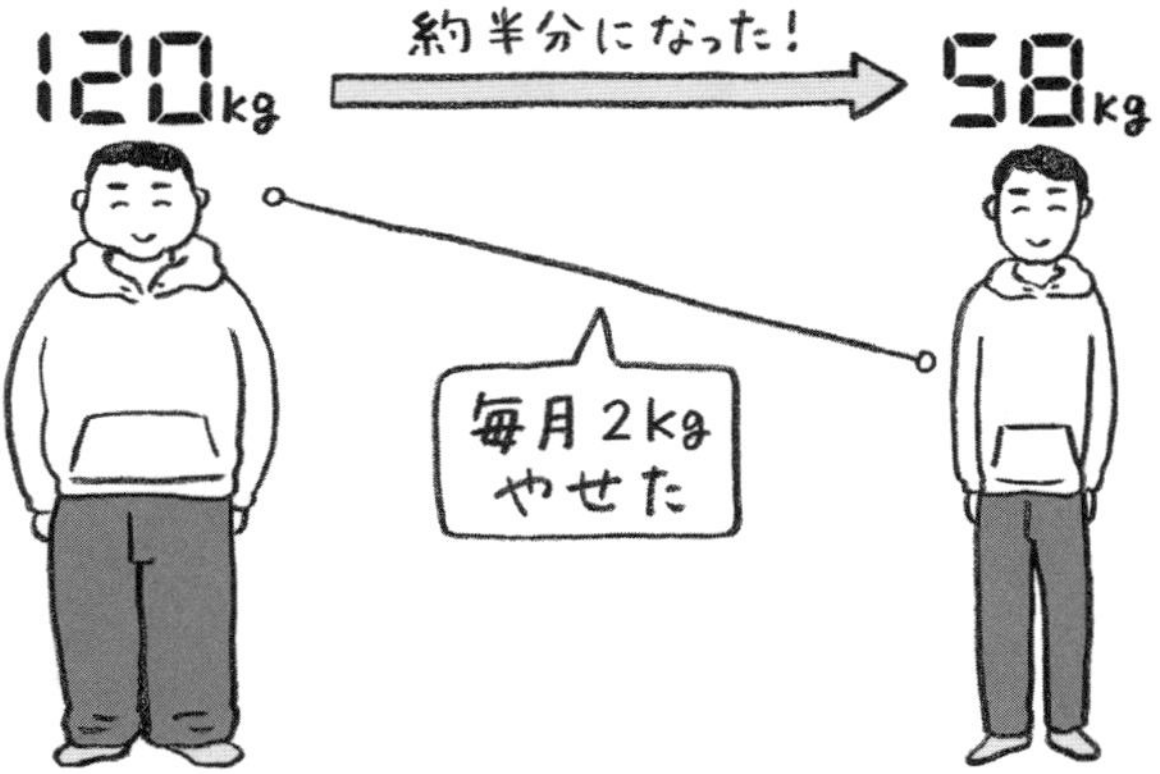

結局、毎月2kgくらいずつ痩せていき、数年はかかりましたが標準体重になりました。「すごいですね」と感心していたら、さらにもっと痩せて今は58kgくらいになっています。おおよそ半分になったわけです。ちなみに身長は176cmくらい。もう標準をはるかに通り越して、痩せ気味の範疇《はんちゅう》に入っているでしょう。体脂肪率を測ったら、10％以下かもしれません。

　その患者さんは、もう止めようと思うんだけれども、止まらなくなってしまった。**痩せるのが楽しくなってしまった**ようです。

　そこで、何か特別なことをしているのかと

聞いたら、特にハードな運動をしたり、断食したりしているわけではない。普段の食事に気を遣って、あまり食べすぎないようにしているだけだそうです。それ以外には何もしていない、特にスポーツジムに通ったわけでもないといいます。

最初はお相撲さんがはくようなキングサイズのジーンズをはいていたのに、今はもう普通より細めの体型です。もちろん、薬は全部やめることができ、健康体になりました。ひどかった脂肪肝も改善しました。この人はきっと意志が強かったのでしょう。後は痩せること、結果が出ることが楽しくなった。

それから、どこまでできるかやってみようという思いもあったのかもしれません。特に**最初は体重がとても多かったので、結果を出しやすく、痩せるのが楽しくなった**ということもあったのでしょう。この人は今まで私が会った中で最も変化して、その結果に驚いた患者さんです。

病院が嫌でも健康診断は楽しんで受ける

病院嫌いの人はけっこういて、何年も病院に行ったことがない、自分の血圧も血糖値も知らないという人もいるでしょう。しかし、医者の私からいわせると、いくら病院が嫌であっても、**自分の今の健康状態は知っておいた方がいい**と思います。

確かに病院に行くと、たくさんの人が待っている待合室で長時間待たされた挙げ句、採血をしたり、心電図やレントゲンを撮ったりと、普段はやらないような検査をたくさんするでしょう。しかも、その検査結果があまりよくないとしたら、聞きたくないと思う気持ちもわからないではありません。

また、病院は嫌ではないけれど、時間がない、お金がもったいないという人もいるかもしれません。

そういう人におすすめしたいのが、**健康診断を楽しんでみること**です。例えば、健診の前に深酒をしたり、ジャンクフードをたくさん食べたり。宵《よい》っ張りで睡眠不足を続けるなど、徹底的に不摂生をしてみる。その後に健診を受けて結果を見てみましょう。そして翌年は徹底的にストイックに摂生してみる。それで前年の結果とどれだけ差が出るか実験してみるのはどうでしょう。

あまり差がないようならそれはそれでいいし、逆に大きな差が出るようなら、やはり摂生する価値があるわけです。そうしたら、ちょっと生活を変えて頑張ってみる気になるかもしれません。

多くの人は、健診前に1週間くらい摂生して、結果があまり問題ないようなら、そこで満足して終わらせてしまいがちです。でも、そうではなく、今は新しい検査もいろいろ出てきているので、楽しみがてらやってみるというのはどうでしょう。

ネットで簡単に申し込める検査もあり、すぐにキットなどが送られてくるので、説明書の通りに実施して送り返せば、文書で結果を知らせてくれます。新しい検査は健康保険の適用を受けていないものがほとんどなので自費になりますが、サプリメントにお金をかけるくらいなら、自分の健康管理にもう少しお金をかけてもいいのではないかと思います。

キットが送られてくるような検査の結果が本当に正確な数値かはこの際、置いておくとして、**自分の身体を見直すきっかけ**にはなるでしょう。

それで何かしらの結果が出たら、自分の健康にもう少し目を向けるかもしれませんし、健康維持のために少しは痩せようと思うかもしれません。

結局、**自分の健康を守るのは医者ではなく、自分自身**です。ずっと健康で過ごすためにも、現在の自分の身体の状態を知って、何か問題があればどういうふうに解決すればいいのかを自分で考え、困ったら医師に相談する。そして当然ですが実践するのも自分しかいないでしょう。

生活習慣病が始まる40歳が検査を受ける目処

何歳以上になったら肝臓の検査を受ければいいかと聞かれることが多いのですが、生活習慣病というのは、おおよそ40歳くらいから始まります。ですから、40歳になったら一度、肝臓のエコー検査を受けてみましょう。そこで異常がなければ、10年、20年はあまり気にしなくてもいいですし、逆に要注意といわれたら、年に1回くらい検査を受ければいいでしょう。

肝臓のエコー検査を受ければ脂肪肝かどうかがわかりますし、第三の脂肪は脂肪肝があれば、たぶんついているので、肝臓がいちばんわかりやすいでしょう。痩せている人でも万一ということがあるので、人間ドックを受けるなら、肝臓のエコー検査をオプションで加えておくといいでしょう。

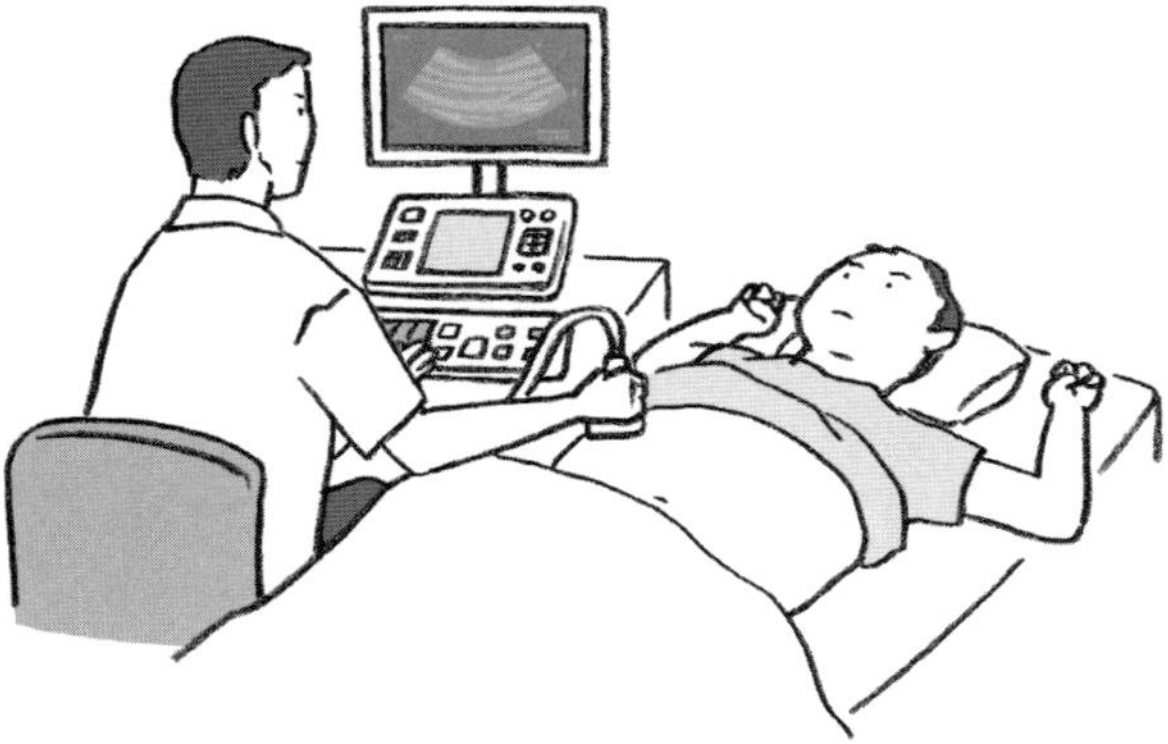

その結果、何もなければ安心できるし、脂肪肝であれば薬物による治療を行います。ちなみにエコー検査を受けると、肝臓がんもすぐにわかります。しかもCT検査のように放射線を使わないので、パフォーマンスがいい。胃のバリウム検査をするくらいなら、お腹のエコー検査の方がいいでしょう。

また、膵臓に脂肪がついているかどうかも、エコー検査とCT検査でわかります。膵臓がんの身内がいる人は検査を受けておきましょう。第三の脂肪がついているかどうかもわかります。

自分の弱いところをあらかじめ知っておく

40歳になったときに少し高額の人間ドックのフルコースを受けてみるのもいいでしょう。そうして今後、自分が歳を取ったときに何かあるとすれば、心臓か脳か、呼吸器系か消化器系かなどという傾向についても知っておくことは有益です。

私が人間ドックや検査をすすめるのは、その人が一番弱いところを早く知ることが大事だからです。

例えば、自分がかかるとしたらどの病気か、親戚を見回してみれば、ある程度わかってきます。うちの家系は乳がんが多い。それなら乳がんだけは、オプションの検査を受ける、あるいは忙しくて一般健診には行けなくても、乳がん検診は必ず受診する。また、大腸がんの人が多い家系とわかっていれば、苦痛だけれども大腸のカメラは1年に1回、あるいは3年に1回受ける。このように、自分のリスクを客観的に見極めて行動することも大切です。

また、自分の生活習慣から、肥満気味で辛いものが好きだから、脳梗塞や心筋梗塞を心配する。ヘビースモーカーだから肺がんが心配。それならば、その部位周辺を重点的に診てもらう。それ以外は、無料の区民健診や会社の健診に任せてもいいでしょう。

自分の家系、自分の生活を見て、この検査だけはしっかり受けておこうと思うことが、定期的に健康への関心を高め、最終的には健康の維持に役立つと考えています。

自分のことをきちんと知らないままで、何もかも心配していたらキリがない。弱点のない人はいないですし、身体はバランスよく歳を取っていかないので、**自分の身体が抱えるリスクをあらかじめ知っておく**。そうして対策を取っておくことが何よりも大切なのです。

〈著者プロフィール〉
秋津壽男（あきつ・としお）
1954年(昭和29年)和歌山生まれ。大阪大学工学部醗酵工学科卒業。86年、和歌山県立医科大学医学部を卒業し、同大学附属病院循環器内科に入局。その後東京労災病院等を経て、98年に品川区戸越銀座に秋津医院を開業。わかりやすい解説が評判となり、テレビ番組「主治医が見つかる診療所」「よじごじDays」、雑誌、講演など様々なメディアで活躍中。『薬になるお酒の飲み方』『長生きするのはどっち?』他著書多数。

本当に怖いのは、第三の脂肪

2019年2月5日　第1刷発行

著　者　秋津壽男
発行人　見城 徹
編集人　福島広司

GENTOSHA

発行所　株式会社 幻冬舎
　　　　〒151-0051　東京都渋谷区千駄ヶ谷4-9-7
電話　03(5411)6211(編集)
　　　03(5411)6222(営業)
振替　00120-8-767643
印刷・製本所　近代美術株式会社

検印廃止

ISBN978-4-344-03424-2　C0095
幻冬舎ホームページアドレス　http://www.gentosha.co.jp/

この本に関するご意見・ご感想をメールでお寄せいただく場合は、
comment@gentosha.co.jpまで。